Dieta keto recetas:

Dieta keto para la diabetes tipo 2

+

Arroz mexicano keto y comidas bajas en carbohidratos

Por: Amy Moore

tipo. Los lectores reconocen que el autor no está involucrado en la prestación de asesoramiento legal, financiero, médico o profesional. El contenido de este libro deriva de varias fuentes. Por favor, consulte a un profesional con licencia antes de intentar cualquier técnica descrita en este libro.

Al leer este documento, el lector acepta que bajo ninguna circunstancia el autor es responsable de las pérdidas, directas o indirectas, que se produzcan como resultado del uso de la información contenida en este documento, incluyendo, pero sin limitarse a, errores, omisiones o inexactitudes.

Tabla de Contenidos

Introducción 12

Cómo funciona Keto 17

Consejos para hacer que Keto funcione .. 19

No te rindas tan pronto 23

Arroz mexicano keto: el sustituto keto definitivo del arroz 25

Tater Tots keto: explosiones de placer con queso 30

Taco de carne keto: bajo en carbohidratos y rico en sabor 34

Albóndigas de queso de pimiento: queso y carne con una forma divertida 40

Pizza keto: deléitate con una rebanada de genialidad keto 44

Galletas keto de mantequilla de maní: pequeños bocados de cielo de mantequilla de maní 49

Pasta de calabacín con pollo: carga de carbohidratos sin carbohidratos 54

Camarones y arena: deliciosa coliflor molida 58

Pimientos morrón rellenos de ensalada de pollo: una explosión de sabor 64

Tostadas francesas keto 68

Pollo y waffles: ideales para el alma keto 71

Sopa de coliflor al curry: reconfortante y saciante 77

Pretzels keto: un favorito callejero en forma de keto 81

Pastel keto: un toque moderno en un plato clásico 86

Coles de Bruselas y tocino: vegetales con la bondad del tocino 93

Pollo con sésamo: poder asiático al estilo keto 96

Revuelto de tofu y curry: un desayuno suculento y energético 102

Hamburguesas de wasabi de salmón bajas en carbohidratos: un festín de proteínas con un toque de especias 105

Macarrones de coliflor con queso: comida keto reconfortante e indulgente 109

Salmón al horno con mantequilla de ajo: la bondad de la mantequilla de ajo en menos de 30 minutos 114

Sopa de tocino y camarones: un tazón cremoso de calidez y felicidad 119

Ensalada en frasco: un almuerzo saludable y abundante para una persona en movimiento 124

Quesadillas de pollo keto: ¡Déjate iluminar con estas quesadillas de pollo!............. 128

Tortilla de queso para el desayuno: un comienzo de día con sabor a queso 133

Hamburguesas de atún keto: ¡una comida estupenda! 137

Huevos rellenos: una delicia para el que sigue la dieta Keto 141

Palitos de queso envueltos en tocino: bombas pegajosas y cargadas 145

Pollo caprese keto: un plato keto delicioso y original.. 149

Bocadillos rellenos de hongos: una delicia saludable para el que busca bocadillos de forma constante 153

Chocolate caliente keto : confort keto en una taza..157

Conclusión...161

Dieta Keto para la diabetes tipo 2-

Introducción: Controlar la diabetes tipo 2 a través de la dieta Keto 168

Capítulo 1: La diabetes tipo 2 y la dieta cetogénica.... 173

Qué es la diabetes tipo 2 177

Causas, factores de riesgo y síntomas de la diabetes tipo 2 181

¿Cómo influye la dieta cetogénica en la diabetes tipo 2? 187

Capítulo 2: Seguir la dieta cetogénica 192

Alimentos para comer en la dieta cetogénica......... 194

Alimentos a evitar en la dieta cetogénica 204

Consejos para seguir la dieta cetogénica con diabetes tipo 2 210

¡Primero habla con tu médico!................................ 214

Capítulo 3: Cocinar Keto.. 216

Ingredientes básicos para cocinar Keto 217

Planificar las comidas 222

Capítulo 4: Recetas de desayuno keto para la diabetes tipo 2.. 225

Muffins de huevo con tocino de pavo 226

Muffins de canela y naranja.................................... 229

Quiche de champiñones y espinacas con queso 231

Sándwich sin pan... 234

Wraps de salmón ahumado con queso crema........ 236

Frittata de queso y champiñones 238

Panqueques de suero y avena **240**

Pudín de chocolate y chía **244**

Capítulo 5: Recetas de almuerzo keto para la diabetes tipo 2 .... *246*

Quiche de brócoli sin masa con queso cheddar..... **247**

Ensalada de atún Nicoise **250**

Aguacates rellenos de salmón **253**

Wraps de pesto de pollo **254**

Rollos de espinacas sustanciosos............................. **258**

Muslos de pollo con ajo y champiñones................. **262**

Huevos Rancheros **266**

Cazuela de brócoli cremoso **269**

Capítulo 6: Recetas de cena keto para la diabetes tipo 2 .... *272*

Sándwich BLT de huevos de aguacate al horno.... **273**

Bocados de pechuga de pavo marinada a las hierbas... **276**

Puré de coliflor con espinacas................................... **279**

Ensalada de camarones con especias **282**

Panecillos de pastel de pavo **286**

Poké de atún **289**

Plato de vegetales a la parrilla **292**

Ensalada griega 295

Capítulo 7: Recetas de postres keto para la diabetes tipo 2 ....*298*

Corteza de pistachos y granada 299

Crème Brûlée de pan de jengibre 302

Tarta de queso con jalea de proteína 305

Mousse de bayas crujientes 308

Barras de mantequilla de maní heladas 309

Bombas de grasa de coco y fresa 314

Granizado de fresa 317

Panna Cotta de azafrán 318

Capítulo 8: Recetas de bocadillos keto para la diabetes tipo 2 ....*322*

Bombas de grasa de chocolate 323

Brie al horno 326

Mousse de plátano y frambuesa 329

Pudín de choco-aguacate 331

Crema de limón y tofu 334

Galletas de mantequilla de maní 335

Pudín de coco 339

Manzanas con canela y salsa de vainilla 342

Conclusión: Llevar un estilo de vida keto con diabetes tipo 2 346

Arroz mexicano keto y comidas bajas en carbohidratos

Receta fácil de arroz mexicano keto y más para ayudarte a perder peso y mantenerte saludable

Por: Amy Moore

Introducción

Naturalmente, como seres humanos, todos tenemos el deseo innato de ser la mejor versión de nosotros mismos. Es por eso que el proceso de superación personal parece ser un viaje interminable. Y el hecho de que estés leyendo esto significa que tú también te has embarcado en este viaje. Así que, venga una felicitación para ti. Eres una de las personas especiales en este mundo que ha decidido que lo bueno no es suficiente. Quieres ser tu mejor yo. Y es precisamente por eso que has tomado la decisión de tratar de superarte en todo lo que puedas.

Por supuesto, la vida y la existencia humanas pueden ser muy complejas. Sin embargo, no tienes que estresarte y cansarte mientras intentas alcanzar tus metas y sueños. Existen varios recursos y herramientas que pueden ayudarte a llegar donde necesitas estar. Este libro puede ser usado como una de esas herramientas. Si te interesa leer este libro de forma activa, sería seguro asumir que eres alguien que está buscando perder peso a través de la dieta keto. Si bien perder peso y mantenerse saludable no son las cosas más fáciles de hacer en el mundo, todavía hay una manera de hacer que el proceso sea placentero y satisfactorio.

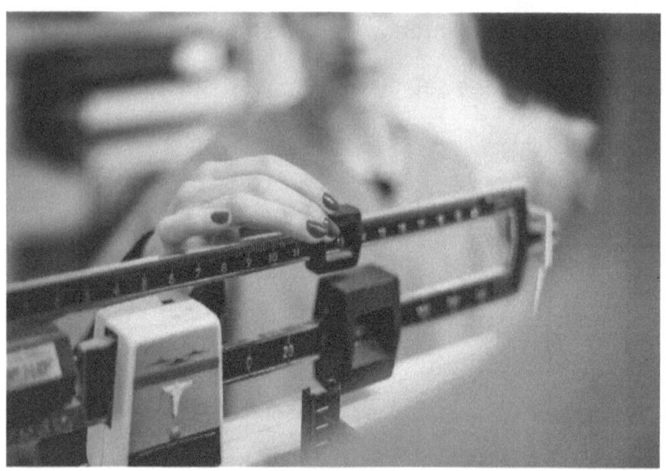

Uno de los mayores retos que enfrentan las personas que siguen dietas es el hecho de que la dieta puede volverse aburrida y repetitiva. Parte de lo que hace que no estar a dieta sea tan atractivo es el hecho de que hay mucha libertad. No hay restricciones. Puedes comer lo que quieras y tanto como desees. Sin embargo, a decir verdad, somos demasiados los que abusamos de este tipo de libertad. Esta es la razón por la que tanta gente termina siendo obesa. Se complacen con la comida y comen más de lo necesario. Como consecuencia, la epidemia de obesidad que afecta a nuestro mundo hoy en día. Lo que hace un programa dietético es proporcionar estructura y orden a los hábitos de consumo de alimentos. Pero, de nuevo, el problema radica en que las dietas se vuelven demasiado aburridas y repetitivas. Siempre que ese sea el caso, puede suceder también que estas dietas se vuelvan insostenibles.

Este libro servirá como antídoto para ese problema. Descubrirás que las dietas no siempre tienen que ser así. Mantenerse sano y en forma no siempre significa tener que sentirse miserable y aburrido con la comida. Aún queda mucha diversión en el proceso de ponerse en forma. Es sólo cuestión de ser creativo y exponerse a las muchas maneras en que se puede dar sabor a la dieta... literalmente.

Sin embargo, antes de empezar a profundizar en los detalles de las recetas, tal vez sea mejor hacer un repaso sobre cómo funciona la dieta keto y las cosas específicas que necesitas tener en cuenta mientras sigues la dieta.

Cómo funciona Keto

Por estos días, Keto es una dieta popular con la que muchas personas han desarrollado cierto nivel de familiaridad. No se puede negar el hecho de que es uno de los programas dietéticos más populares del mundo. Hay todo tipo de restaurantes especializados que ofrecen platos que se pueden degustar con keto. Existen numerosos libros de cocina en el mercado especialmente orientados a recetas que respetan la dieta keto. Aunque la historia de la dieta keto es muy larga, no es necesario que te familiarices con todo. Lo único que necesitas saber es que es una dieta que promueve un alto consumo de grasas, un consumo moderado de proteínas y un consumo mínimo de carbohidratos.

La dieta keto promueve la alta producción de cetonas en el cuerpo. Normalmente, el cuerpo depende de los carbohidratos para producir energía. Los carbohidratos que se ingieren se convierten en glucosa. Luego, esa glucosa se descompone y sirve como energía que el cuerpo utiliza para llevar a cabo sus procesos normales. Cualquier resto de glucosa se convierte en grasa corporal almacenada que se utilizará para la actividad física en el futuro.

Lo que hace la dieta keto es limitar el consumo de carbohidratos. Eso significa que el cuerpo ya no depende de la glucosa de los carbohidratos para obtener energía. En cambio, recurre a fuentes alternativas de combustible y energía para mantener una función y un movimiento corporal saludables. Para compensar la falta de carbohidratos, el hígado descompone la grasa almacenada y produce cetonas, que luego se utilizan para proporcionar energía al cuerpo. Dado que la grasa almacenada se descompone para mantener la actividad física, la dieta cetogénica hace que el proceso de pérdida de peso sea más eficiente y efectivo.

Al limitar la cantidad de carbohidratos que consumes y aumentar tu ingesta de grasas, tu cuerpo ingresa en un estado cetogénico. Y cuando entras en ese estado, obligas a tu cuerpo a quemar la grasa almacenada para ayudarte a perder peso de manera más efectiva.

Consejos para hacer que Keto funcione

Por supuesto, aunque la premisa de la dieta keto puede parecer bastante simple, no es algo en lo que quieras entrar despreocupadamente. Hay algunos consejos y trucos que querrás tener en cuenta para maximizar la dieta y seguirla adecuadamente. Después de todo, cuando se trata de tu salud y bienestar, siempre debes prestar atención a todos los detalles que rodean tu dieta para asegurarte de que lo estás haciendo bien.

Cocina tu propia comida

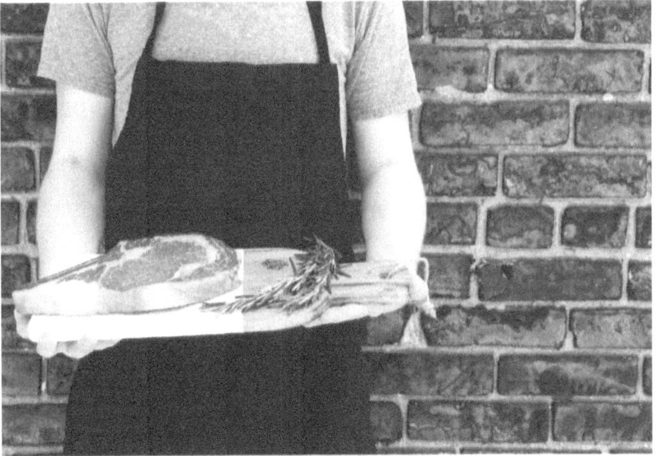

Aunque cocinar no sea necesariamente una actividad en la que te sientas cómodo, será muy beneficioso que tú mismo cocines tus propios alimentos. Es la única manera de saber realmente lo que pones en tu boca y cuánto consumes. Si comes fuera, entonces estás esencialmente a merced de la gente que cocina esa comida para ti. No hay forma de saber cuánto de cada ingrediente colocan en tu comida. Y esto puede generar muchas calorías y nutrientes ocultos que podrían resultar contraproducentes para tu dieta.

Lleva un registro de tus macros

Es cierto que la dieta keto promueve principalmente el alto consumo de grasas y el consumo mínimo de carbohidratos. Sin embargo, aunque la premisa puede parecer simplista, sigue siendo importante entrar en los números. La mejor manera de asegurarte de que estás forzando tu cuerpo a un estado cetogénico es realizando un seguimiento de tus macros. ¿Qué son los macros? Los macros, o macronutrientes, son los tres nutrientes principales que componen tu dieta: grasa, proteína y carbohidratos. Cuando eres capaz de seguir tus macros de manera atenta, tienes más control sobre tu dieta. Esto también facilitará que obtengas los resultados que deseas.

Consigue un compañero de dieta

El espíritu humano es resiliente. Uno nunca debería ser tan rápido para subestimar el poder de la perseverancia humana. Sin embargo, todavía existen límites a la capacidad de un ser humano. Se recomienda que siempre tengas confianza en todo lo que haces en la vida. Pero si hay una oportunidad para que compartas tus cargas con alguien más, entonces deberías aprovecharla al máximo. Después de todo, el cliché sigue siendo cierto: dos cabezas piensan mejor que una. Cuando tienes un compañero de dieta, tienes a alguien que puede ayudarte a ser honesto. Además, te haces responsable ante alguien. Y eso te ayudará a mantener tu dieta.

Prepárate para la gripe keto

La gripe cetogénica no es una gripe real. Sin embargo, son muchas las personas que pueden experimentar síntomas similares a los de la gripe después de comenzar una dieta keto. Aunque no hay hallazgos concluyentes sobre por qué sucede, a menudo se atribuye a los cambios drásticos en el estilo de vida y la dieta. Para no sentirte abrumado por la gripe, es mejor que la esperes y te prepares. Considérala un contratiempo menor mientras te embarcas en tu viaje hacia una salud y un bienestar óptimos. Después de todo, estos síntomas no duran mucho tiempo.

Participa en la planificación y preparación de las comidas

Uno de los aspectos más desafiantes de la dieta es tratar de averiguar cuál será el origen de tu próxima comida. Considera la posibilidad de estar en la oficina y que un grupo de amigos te invite a cenar después del trabajo. Por supuesto, vacilas porque estás a dieta. Sin embargo, no quieres privarte de las indulgencias sociales. En estas situaciones, sería muy útil consumir comidas preparadas de antemano. De esta manera, puedes salir con tus amigos y no tener que preocuparte por hacer trampa en tu dieta.

No te rindas tan pronto

La paciencia es clave cuando se trata de salud y dieta. Puede ser que hagas todo lo que está a tu alcance y los resultados no llegan cuando lo deseas. En esos momentos, puede resultar muy fácil sentirse desanimado, y ese desánimo podría llevarte a abandonar. Sin embargo, no debes permitir que eso te suceda. Es importante que permanezcas persistente y resistente mientras tratas de superarte a través de la comida. Confía en el proceso y cree en que si te mantienes constante, los resultados deseados llegarán de un momento a otro.

Céntrate en lo positivo

Concéntrate siempre en lo positivo. En lugar de pensar en lo desagradable que es estar a dieta, trata de concentrarte en todo lo que puedes ganar si mantienes la disciplina. Por supuesto, hay muchas personas que disfrutan de su vida sin límites. Sin embargo, ellos también tienen que lidiar con las consecuencias de sus acciones. Aunque en este momento no lo parezca, estás haciendo algo bueno, y tu futuro "yo" mirará hacia atrás a tu "yo" actual y le agradecerá haber elegido mantenerse comprometido.

Arroz mexicano keto: el sustituto keto definitivo del arroz

Tal vez lo mejor de esta receta de arroz mexicano keto es el hecho de que es muy fácil de hacer. No importa cuán saludable sea este plato. Si anhelas algo abundante y delicioso pero no tienes mucho tiempo (o habilidades culinarias) a tu disposición, entonces esta es una gran receta para ti. Para muchas culturas, el arroz es un alimento básico en cada comida. Sin embargo, el arroz puede ser peligroso para los objetivos de pérdida de peso debido a su densidad calórica. Es por eso que este arroz mexicano keto es un salvavidas para los amantes del arroz que siguen la dieta cetogénica.

La base para el "arroz" en esta receta es la coliflor. Por difícil que sea imaginarla, existe una forma de cocinar la coliflor para que parezca arroz real. Y lo bueno de la coliflor es que es realmente baja en calorías y puede ser muy saciante. Si estás buscando limitar tu conteo de carbohidratos y bajar tus niveles de glucosa, entonces esta receta debería ser un elemento básico en tu libro de cocina. Sazonado con un montón de especias mexicanas, sería difícil aburrirse de este plato lleno de sabor.

Número de porciones: 6

Tiempo de preparación: 5 minutos

Tiempo de cocción: 20 minutos

Macros por porción:

- Grasa: 22 g
- Proteína: 29 g
- Carbohidratos: 7 g

Calorías totales por porción: 352 kcal

Ingredientes:

1. 450 grs. de carne molida
2. ¼ cebolla mediana, cortada en dados
3. ½ pimiento rojo, cortado en dados
4. 1 taza de tomates picados
5. 340 grs. de arroz de coliflor
6. 3 cdas. de condimento mexicano para tacos
7. ½ taza de caldo de pollo

8. 1 ½ tazas de queso cheddar

Preparación:

Para el arroz de coliflor:

1. Para hacer el arroz de coliflor, toma las cabezas de coliflor y quita los tallos.
2. Asegúrate de lavar bien las cabezas para que queden libres de suciedad o plagas.
3. Pica las cabezas de coliflor en varios ramilletes más pequeños.
4. Coloca los ramilletes en un procesador de alimentos o en una licuadora potente.
5. Pica los ramilletes en trozos pequeños, o hasta que alcancen la consistencia y el tamaño de los granos de arroz.

Para el arroz mexicano keto:

1. Prepara una sartén grande y colócala a fuego medio.
2. Coloca la carne molida en la sartén y cocina hasta que se dore. Añade las cebollas y los pimientos. Continúa cocinando la carne hasta que esté completamente cocida y no queden manchas rosadas.
3. Coloca el condimento para tacos en la mezcla de carne de res, revuelve y distribúyelo uniformemente.
4. Añade los tomates y el arroz de coliflor a la sartén. Continúa revolviendo para asegurarte de que todos los ingredientes estén bien distribuidos.
5. Añade el caldo a la sartén y deja hervir a fuego lento. Una vez que hierva, reduce el fuego a medio-bajo y cocina hasta que el arroz de coliflor se ablande a la consistencia deseada.
6. Espolvorea el queso sobre el arroz y cubre. Deja que el queso se derrita.

7. Sirve en un plato grande y adorna con aguacate, queso crema, crema agria y/o cilantro.

¡Que lo disfrutes!

Tater Tots keto: explosiones de placer con queso

De vez en cuando, puedes tener antojos de tater tots. Desafortunadamente, el tater tot en su forma tradicional es un no rotundo en la dieta keto. Tradicionalmente, las tater tots se hacen con patatas, pero las patatas contienen demasiado almidón y demasiados carbohidratos para estar permitidas bajo la filosofía keto. Además de las patatas, los tater tots tradicionales están recubiertos por pan rallado. Son demasiados carbohidratos y todos sabemos que los carbohidratos son el enemigo en la dieta keto. Sin embargo, hay algo muy reconfortante (y quizás hasta nostálgico) en las patatas fritas. Por eso, para muchas personas es muy difícil abandonarlas para siempre.

Afortunadamente, hay una alternativa keto a este viejo favorito. Esta receta te permitirá seguir comiendo este plato familiar y nostálgico. Sustituyes las patatas por coliflor y ni siquiera tendrás que hacer uso de pan rallado para conseguir la consistencia tradicional del tater tot. Con estos reemplazos clave, todavía es posible disfrutar de lo reconfortante de las patatas fritas sin sacrificar la cetosis. También son increíblemente fáciles de hacer.

Número de porciones: 8

Tiempo de preparación: 5 minutos

Tiempo de cocción: 15 minutos

Macros por porción:

- Grasa: 11 g
- Proteína: 7 g
- Carbohidratos: 4 g

Calorías totales por porción: 142 kcal

Ingredientes:

- 680 grs. arroz de coliflor
- ¼ taza de aceite de aguacate
- 1 huevo grande
- 1 ½ taza de queso mozzarella
- 2 dientes de ajo picados
- ¾ cucharadita de sal marina

Preparación:

- Prepara una sartén o un wok grande y colócalo a fuego medio-alto. Revuelve el arroz y el aceite de coliflor en la sartén y cocina hasta que estén ligeramente dorados. Asegúrate de que no quede humedad en la sartén.
- Mientras la coliflor se cocina, bate el huevo en un recipiente.
- Agrega la mozzarella, el ajo y la sal marina a los huevos.
- Cuando la coliflor haya terminado de cocinarse, revuelve inmediatamente en el recipiente junto con el huevo. El calor del arroz de coliflor debe ser suficiente para derretir la mozzarella y desarrollar una consistencia pegajosa.
- Mezcla bien todo y luego divide todo en pequeñas bolas de arroz de coliflor. Esos serán los tots.
- Aplana ligeramente los tots para asegurarte de que se cocinen bien.

- Lava la sartén grande. Asegúrate de que no quede humedad ni trozos de arroz de coliflor.
- Vuelve a poner la sartén a fuego medio y añade una capa fina de aceite de oliva o spray vegetal. Pon tantos tots como puedas en una sola capa. Asegúrate de que no entren en contacto mientras se cocinan.
- Fríe los tots durante 2 minutos y voltea. Cocina el otro lado otros 2 minutos, o hasta que haya alcanzado la textura deseada.
- Agrega aceite según sea necesario, hasta que hayas terminado de cocinar todas las patatas fritas.

¡A disfrutar!

Taco de carne keto: bajo en carbohidratos y rico en sabor

Con sólo 7 gramos de carbohidratos por porción, sabes que puede disfrutar de la experiencia libre de culpa de comer estos tacos increíbles. Si eres alérgico al gluten, o si estás tratando de evitarlo por completo, entonces te alegrará saber que esta receta también es libre de gluten. No hay nada como poder disfrutar de un taco crujiente cuando tienes antojo de comida mexicana. Existe una razón por la que tantos restaurantes mexicanos y camiones de comida representan una opción para las personas que tienen antojos repentinos en diferentes momentos del día. Pero de nuevo, hay una trampa. Muchos de los tacos de estos restaurantes mexicanos (la mayoría de comida rápida) no son buenos para la barriga.

Afortunadamente, esta receta es una reinvención sutil del taco tal como lo conocemos. Con ella darás en el blanco y te sacarás las ganas de una comida mexicana reconfortante sin que te den ganas de castigarte con una carrera de 10 millas justo después de comerla. Es completamente libre de culpa, y aun así tiene un sabor que hará estremecer tus papilas gustativas. Además, parte de lo que hace que los restaurantes de comida rápida sean tan atractivos es el hecho de que son muy convenientes. No tienes excusa, porque esta receta es todo lo simple y conveniente que puede ser. No necesitarás ninguna habilidad culinaria de alto nivel para preparar este plato. Para reducir el tiempo de cocción y preparación, trata de preparar tus tortillas con anticipación y en grandes cantidades. De esta manera, cada vez que tengas antojo de tacos, lo único que tendrás que preparar es la carne y los rellenos.

Número de porciones: 6

Tiempo de preparación: 15 minutos

Tiempo de cocción: 10 minutos

Macros por porción:

1. Grasa: 33 g
2. Proteína: 28 g
3. Carbohidratos: 7 g

Calorías totales por porción: 432 kcal

Ingredientes:

Para las tortillas:

1. 255 grs. de queso cheddar rallado

Para la carne de los tacos:

- 450 grs. de carne molida magra
- 1 paquete de condimentos mexicanos bajos en carbohidratos
- 2 cdas. de pasta de tomate
- ½ taza de caldo de res
- sal y pimienta a gusto

Aderezos (opcional)

- 2 tazas de lechuga picada
- ½ taza de salsa
- ½ taza de crema agria
- 1 aguacate mediano, cortado en rodajas
- ½ taza de queso rallado
- ¼ taza de cebolla morada picada
- ¼ taza de cilantro picado

Preparación:

Para las tortillas:

1. Precalienta el horno a 375 grados F o 190 grados C.
2. Coloca una rejilla en el tercio superior del horno. Coloca otra rejilla en el tercio inferior del horno. Prepara dos bandejas grandes con papel de pergamino o papel manteca. Dibuja tres círculos de 15 cms. en cada hoja de papel.
3. Toma el queso rallado y extiende de manera uniforme en círculos grandes y aplánalos..
4. Hornea el queso en las bandejas superior e inferior durante 5 minutos. A los 5 minutos, cambia las bandejas de lugar. Hornea otros 5-10 minutos, o hasta que aparezcan agujeros pequeños en la superficie de los círculos de queso.
5. Retira el queso del horno y deja enfriar. Mientras enfría, usa espátulas o cucharas redondas para dar forma de taco al queso.

6. Deja enfriar por completo y reserva en el refrigerador para conservar su frescura y su textura crujiente.

Para el relleno:

- Para prepararlo, pica la lechuga y el cilantro. Asegúrate de que estén lavados y limpios.
- Corta los aguacates en rodajas.
- Pica la cebolla.
- Prepara la crema agria, la salsa y el queso en tazones individuales.
- Prepara una sartén y caliéntala a fuego medio. Desmenuza la carne molida en la sartén y revuelve bien con una espátula.
- Una vez que la carne empiece a dorarse, agrega la pasta de tomate y revuelve. Después, agrega el caldo de carne de res y cocina a fuego lento. Deja que la carne absorba completamente el líquido. Agrega el condimento mexicano junto con la sal y la pimienta a gusto.

- Divide la carne de los tacos uniformemente entre las seis tortillas.
- Agrega los aderezos según tus preferencias.

¡Buen provecho!

Albóndigas de queso de pimiento: queso y carne con una forma divertida

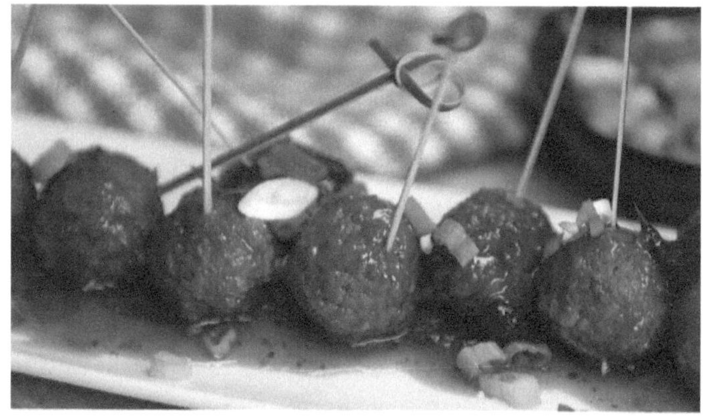

Independientemente de tu edad o antecedentes culturales, es probable que las albóndigas se conviertan en uno de tus favoritos. Estas esferas de proteína y grasa son comunes en muchas mesas en todo el mundo. Parte de la razón por la que son tan populares es que vienen en una forma muy divertida y única. Además, son increíblemente versátiles. Las albóndigas se pueden hacer de cerdo, carne de res, pescado y aves. A veces, incluso hay fusiones de varias carnes que se convierten en albóndigas. No es de extrañar que este plato en particular resuene con tanta gente. Es lo suficientemente versátil como para satisfacer una gran variedad de gustos y preferencias.

Sin embargo, a menudo las albóndigas en su forma tradicional se hacen con mucho pan rallado para mantener la carne unida en forma de bola. Y como ya sabrás, el pan rallado es un gran no en el mundo keto. Por eso, esta receta te ofrecerá una versión única de la albóndiga, que no requiere pan rallado. Sin embargo, si estás buscando agregar estas albóndigas a tus espaguetis, podría terminar siendo algo contrario. En cualquier caso, estas albóndigas son tan sabrosas que probablemente quieras comerlas solas. También puedes comerlas con acompañamientos compatibles con keto, como el puré de coliflor, el brócoli y el queso, la col verde con crema y mucho más.

Esta receta de albóndigas en particular también será una experiencia culinaria bienvenida por los amantes del queso. Acompañada del sabor picante del pimiento, esta es una receta de albóndigas que no se parece a ninguna otra.

Número de porciones: 4

Tiempo de preparación: 10 minutos

Tiempo de cocción: 40 minutos

Macros por porción:

- Grasa: 52 g
- Proteína: 41 g
- Carbohidratos: 1 g

Calorías totales por porción: 651 kcal

Ingredientes:

Para el queso de pimiento:

- ⅓ taza de mayonesa
- 110 grs. de queso cheddar rallado
- ¼ taza de pimiento o jalapeños encurtidos
- 1 cda. de mostaza Dijon
- 1 cucharadita de pimentón en polvo
- pimienta de Cayena a gusto

Para las albóndigas:

- 680 grs. de carne molida de res
- 1 huevo grande
- sal y pimienta a gusto

Preparación:

- Precalienta el horno a 400 grados F o 200 grados C.
- Toma todos los ingredientes para el queso de pimiento y colócalos en un recipiente grande. Asegúrate de que todos los ingredientes estén bien mezclados.
- Añade la carne molida y el huevo a la mezcla de queso. Mezcla bien todos los ingredientes. Agrega sal y pimienta a gusto.
- Con las manos, forma bolas uniformes.
- En una bandeja grande para hornear, coloca las albóndigas en filas ordenadas. Asegúrate de que las bolas no entren en contacto entre sí.
- Hornea las albóndigas de 30 a 40 minutos, o hasta que la superficie de las bolas empiece a carbonizarse.

¡Disfruta!

Pizza keto: deléitate con una rebanada de genialidad keto

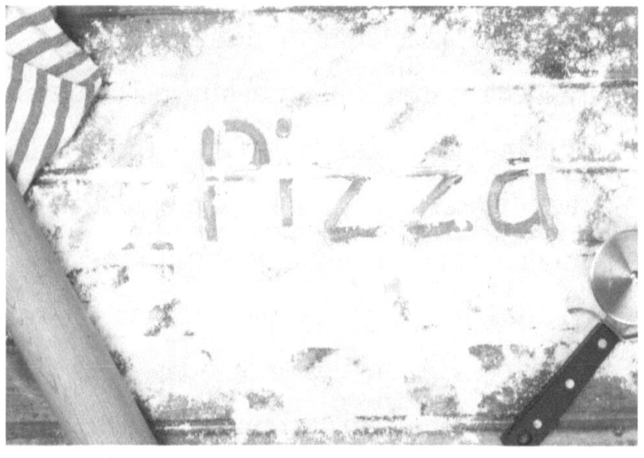

¿A quién no le gusta la pizza? Probablemente, una de las comidas más reconfortantes que existen. Cuando intentas que tu hijo de seis años coma su cena, lo sobornas con pizza. Cuando tienes prisa en tu hora de almuerzo y sólo tienes una hora para comer, una porción de pizza siempre da en el clavo. Y, una de las mejores cosas de la pizza es que es increíblemente versátil. Existen diferentes tipos de pizza ideales para casi todo el mundo. Pero todos los carbohidratos que contiene una porción de pizza tradicional hacen que sea inviable para los practicantes de la dieta keto. Afortunadamente, hay recetas como esta que están diseñadas para llenar ese agujero en forma de pizza en tu corazón.

Con esta receta, puedes tener la pizza lista para comer en 20 minutos. Tampoco tienes que pasar mucho tiempo analizando el plato. No hace falta ser un chef italiano de renombre para que el plato sepa bien. Al final del día, necesitas tiempo libre para las cosas buenas de la vida. Y no te equivoques: el tiempo que dedicas a hacer esta pizza definitivamente vale la pena. Se trata de un gran plato para servir en fiestas o reuniones con amigos y familiares. Y la mejor parte de esta receta es que sólo tiene 5 gramos de carbohidratos por porción.

Número de porciones: 8

Tiempo de preparación: 5 minutos

Tiempo de cocción: 15 minutos

Macros por porción:

- Grasa: 19 g
- Proteína: 14 g
- Carbohidratos: 5 g

Calorías totales por porción: 249 kcal

Ingredientes:

Para la corteza:

- 2 tazas de queso mozzarella rallado
- 30 grs. de queso crema
- 1 taza de harina de almendras
- 1 huevo
- 1 cucharadita de polvo de hornear
- condimento italiano a gusto
- ajo en polvo a gusto

Para los aderezos (según tu preferencia):

- Queso (mozzarella, parmesano, feta, etc.)
- Carnes/proteínas (carne de res, pepperoni, pavo, pollo, etc.)
- Vegetales (cebolla, pimiento, espinaca, aceitunas, jalapeño, etc.)
- Salsa de tomate sin azúcar

Preparación:

- Precalienta el horno a 450 grados F o 230 grados C.
- Coloca la mozzarella y el queso crema en un recipiente grande para microondas. Calienta los quesos en el microondas durante 45 segundos.
- Retira el recipiente del microondas y agrega el huevo, el polvo de hornear, el condimento italiano y el ajo en polvo de inmediato.
- Mezcla bien todo el contenido del recipiente hasta que esté bien incorporado. Esta será la masa de la pizza.
- Pasa la masa a un trozo grande de papel de pergamino y luego cúbrela con otro trozo de papel de pergamino. Toma un rodillo y aplánala hasta que tenga 0,5 cms. de grosor. Retira el papel de pergamino y ajusta la forma si lo deseas.

- Pasa la pizza a una bandeja para hornear forrada con papel de pergamino y hornea durante 10 minutos, o hasta que el queso empiece a endurecerse.
- Retira la corteza de la pizza del horno y agrega encima todos los ingredientes que desees: salsa de tomate, queso, carne, etc.
- Hornea la pizza 5-8 minutos más, o hasta que el queso comience a burbujear.

¡Que la disfrutes!

Galletas keto de mantequilla de maní: pequeños bocados de cielo de mantequilla de maní

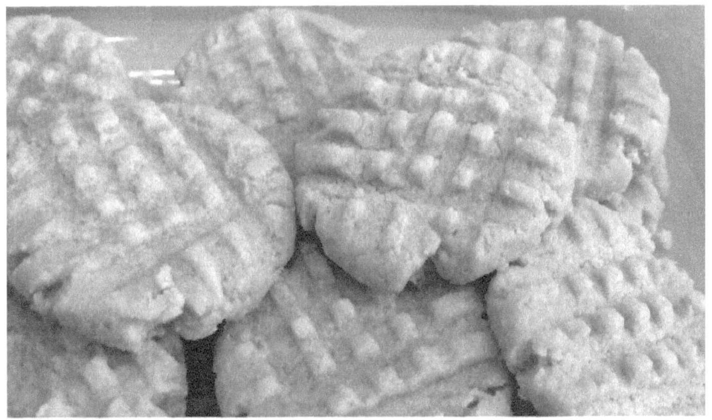

Una de las decepciones más grandes que las personas tienen cuando comienzan la dieta keto es que los postres están prácticamente prohibidos. Despídete de todas esas barras de *Snickers* que solías comer durante tus descansos en la oficina. Ya no puedes darte el lujo de comer un trozo de pastel después de cenar. Esos pasteles deliciosos de manzana que llaman tu atención cada vez que pasas por la panadería son algo que no puedes comer en tu dieta. Es frustrante saber que existen todas esas delicias y que no puedes disfrutarlas porque has decidido estar en forma y ser más saludable.

Sin embargo, lo estás viendo todo mal. El hecho de que estés a dieta no significa que ya no puedas disfrutar algo delicioso. Sólo tienes que ser capaz de hacerlo bien, y este es el tipo de receta que puede hacer exactamente eso. Todos aman las galletas. Nunca debes confiar en nadie que no disfrute de una buena galleta de vez en cuando. Y si te apetece una galleta, no tienes que privarte en esos momentos. La cetosis no tiene por qué verse comprometida si disfrutas una galleta, así que sigue esta receta y recompénsate con un postre. Esta receta de galletas en particular es especialmente atractiva para los fanáticos de la mantequilla de maní.

Número de porciones: 12 galletas

Tiempo de preparación: 10 minutos

Tiempo de cocción: 15 minutos

Macros por porción:

- Grasa: 11 g
- Proteína: 6 g
- Carbohidratos: 12,5 g

Calorías totales por porción: 133 kcal

Ingredientes:

- 1 taza de mantequilla de maní
- 1 huevo grande
- 1 cucharadita de extracto de vainilla sin azúcar
- ½ taza de edulcorante natural bajo en calorías

Preparación:

- Precalienta el horno a 350 grados F o 175 grados C. Prepara una bandeja para hornear con papel de pergamino o papel manteca.
- Mezcla la mantequilla de maní, el huevo, el extracto de vainilla y el edulcorante en un tazón grande. Mezcla bien todos los ingredientes hasta conseguir la consistencia deseada de la masa.
- Enrolla la masa en 12 bolas de igual tamaño. Coloca las bolas en una bandeja para hornear y presiónalas con un tenedor de forma entrecruzada.

-
- Hornea las galletas en el horno precalentado hasta que los bordes estén dorados. Debería tomar de 12 a 15 minutos. Deja enfriar las galletas en la bandeja durante un minuto.
- Pasa las galletas a una rejilla de alambre y deja que se enfríen por completo.

¡Disfrútalas!

Pasta de calabacín con pollo: carga de carbohidratos sin carbohidratos

Existe una cantidad casi infinita de recetas de pasta que aparecen en libros de cocina, sitios de Internet, programas de cocina, podcasts y demás. Y puede ser muy difícil, para cualquiera de estas recetas, diferenciarse de las demás. De hecho, es probable que en este momento tengas un concepto estereotipado de una receta de pasta en tu mente. Es un tazón de pasta bien armado, espolvoreado con muchas hierbas y unas cuantas rebanadas de pollo asado a la parrilla. Esta receta formará parte de ese viejo cliché. Sin embargo, tiene un giro: es apta para keto.

En lugar de utilizar pasta en el sentido tradicional, esta receta llevará calabacines. Esto significa que puedes disfrutar de tus antojos de pasta sin tener que preocuparte por quedar hinchado. Tampoco tendrás que preocuparte por esos choques de carbohidratos que se producen después de comer un plato enorme de pasta regular. Esta receta es la prueba de que con un poco de ingenio y creatividad, puedes divertirte con tu dieta. Solo es cuestión de pensar fuera de la caja y mostrar la voluntad de probar cosas nuevas.

Esta receta de pasta keto en particular estará llena de sabor. Con una base cremosa de ajo y camarones como proteína, sería difícil resistirse a comer varias porciones de este plato.

Número de porciones: 5

Tiempo de preparación: 10 minutos

Tiempo de cocción: 15 minutos

Macros por porción:

- Grasa: 30 g
- Proteína: 35 g
- Carbohidratos: 3 g

Calorías totales por porción: 389 kcal

Ingredientes:

- 900 grs. de fideos de calabacín

- ¼ cdita. sal kosher
- 1 cda. de aceite de oliva
- 450 grs. de camarones pelados y desvenados
- 1 cda. de ajo picado
- 2 cdas. de mantequilla
- 110 grs. de queso crema
- ½ taza de crema espesa
- ½ taza de queso parmesano
- ¼ cucharadita de hojuelas de pimiento rojo
- sal y pimienta a gusto

Preparación:

1. Toma una bandeja y fórrala con papel de cocina.
2. Coloca todos los fideos de calabacín sobre el papel y sazona con sal.
3. Deja reposar el calabacín unos 30 minutos para drenar el exceso de agua.
4. Prepara una sartén y colócala a fuego medio-alto.

5. Agrega el aceite de oliva, los camarones y el ajo. Cocina los camarones hasta que estén rosados de ambos lados.
6. Añade la mantequilla a la sartén y baja el fuego a medio. Deja que la mantequilla se derrita y luego agrega el queso crema, el queso parmesano, las hojuelas de pimiento rojo y la crema espesa.
7. Sazona con sal y pimienta a gusto.
8. Revuelve la mezcla de queso continuamente hasta que todo el queso se haya derretido.
9. Agrega los fideos de calabacín y el camarón a la sartén y revuelve bien.
10. Cocina de 3 a 4 minutos, o hasta que el calabacín se ablande.

¡A disfrutar!

Camarones y arena: deliciosa coliflor molida

En esta receta reaparecerá la coliflor. Como hemos visto, la coliflor es un ingrediente poderoso en el mundo keto. Son muchas las cosas que puedes hacer con ella. Y lo mejor es que es increíblemente baja en carbohidratos y calorías. Esto significa que puedes disfrutar de ella todo lo que quieras sin preocuparte por acumular kilos de más. Es un gran sustituto del arroz, el pan, la pasta y todos esos alimentos con alto contenido de carbohidratos que normalmente te impiden alcanzar la cetosis.

Pero, por supuesto, la coliflor no será la estrella de esta comida. Hemos reservado esa posición para los camarones con acompañamiento de rúcula que le da un sabor extra. A menos que seas alérgico, es probable que te vuelvas fanático de los camarones, ya que ofrecen una experiencia gastronómica única. Son diferentes a la mayoría de las otras proteínas que consumirías cada día. Además, son relativamente fáciles de conseguir y no son tan caros como otros mariscos de alta calidad, como la langosta.

Esta receta requerirá poco condimento y una cocción muy ligera para que los sabores naturales de los camarones brillen. Los camarones se condimentarán poco para que sean más interesantes. La rúcula y la coliflor están ahí para añadir un poco más de textura y complejidad a la comida. Por lo general, los diferentes perfiles de sabor de estos ingredientes suelen ser una experiencia gastronómica muy interesante.

Número de porciones: 4

Tiempo de preparación: 5 minutos

Tiempo de cocción: 20 minutos

Macros por porción:

- Grasa: 15 g
- Proteína: 24 g
- Carbohidratos: 12 g

Calorías totales por porción: 273 kcal

Ingredientes:

- 450 grs. de camarones pelados y desvenados
- 4 tazas de arroz de coliflor
- 4 tazas de rúcula bebé
- 1 taza de leche entera
- 3 dientes de ajo rebanados
- 1 cda. de mantequilla
- ½ taza de queso de cabra
- 2 cucharaditas de ajo en polvo
- 1 cda. de pimentón

- ½ cdita pimienta de cayena
- 2 cdas. de aceite de oliva
- sal y pimienta a gusto

Preparación:

- Coloca los camarones pelados en una bolsa plástica Ziploc grande.
- En un recipiente pequeño, coloca el pimentón, la pimienta de cayena y el ajo en polvo. Mezcla bien las tres especias. Agrega la mezcla de especias a la bolsa de camarones. Sella la bolsa de plástico y agítala para asegurarte de que los camarones estén bien cubiertos. Coloca la bolsa de plástico en el refrigerador.
- Prepara una olla mediana y ponla a fuego medio. Agrega la mantequilla y deja que se derrita. Luego, agrega el arroz de coliflor y cocina hasta que suelte la humedad. Esto debería tomar de 2 a 3 minutos.
- Vierte la mitad de la leche y deja hervir a fuego lento. Deja cocer a fuego lento

de 6 a 8 minutos para que la coliflor absorba la leche.

- Añade el resto de la leche y deja cocer a fuego lento durante 10 minutos, o hasta que el líquido alcance una consistencia espesa y cremosa. Agrega el queso de cabra y agrega sal y pimienta a gusto.
- En una sartén grande, calienta el aceite de oliva a fuego medio. Agrega los dientes de ajo y cocina hasta que estén perfumados. Agrega la rúcula y cocina hasta que las hojas comiencen a marchitarse. Esto debería tomar de 3 a 4 minutos.
- Agrega sal y pimienta a gusto.
- Retira la bolsa de camarones del refrigerador y agrégala a la rúcula. Cocina y saltea los camarones 3 minutos más. Sazona con sal y pimienta.
- Para servir, usa la arenilla de coliflor como base de la fuente para servir. Gradualmente, agrega los camarones y

la rúcula sobre el lecho de arenilla de coliflor.

¡A disfrutar!

Pimientos morrón rellenos de ensalada de pollo: una explosión de sabor

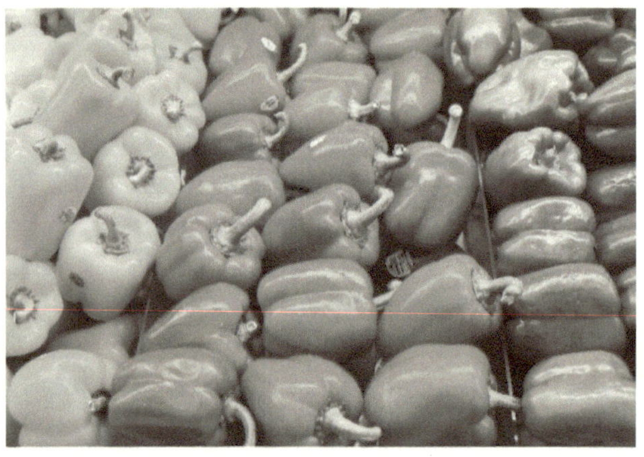

Este plato divertido y colorido puede ser una gran merienda o incluso una comida completa. Puede que no sea algo que comas a diario. Sin embargo, es un plato realmente único que puede ayudar a añadir un poco de vitalidad y emoción a tu plan de comidas. De hecho, es posible que te guste tanto que eventualmente lo agregues a tu menú diario. Esta ensalada de pollo está hecha con una base de yogur griego porque es keto-amigable. Pero todo el mundo sabe que la ensalada de pollo puede ser realmente insípida. Es por eso que esta receta se sirve en pimientos, para que las cosas sean un poco más sabrosas y excitantes.

Esta ensalada de pollo te ofrecerá un sabor agradable y cremoso con sólo un poco de picante. Si decides cocinarla en grandes cantidades, simplemente puedes tomar un poco de ensalada del refrigerador cuando necesites un bocadillo rápido o cuando no estés seguro de qué empacar para el almuerzo. Siempre es una manera agradable y saludable de mantenerse lleno y emocionalmente satisfecho. La ensalada de pollo en sí misma es increíble. El hecho de que se sirva en un pimiento es una ventaja. Con esta receta, no tendrás que cocinar nada. Puedes comprar todos los ingredientes disponibles en la tienda y combinarlos cuando llegues a casa. Para el pollo, puedes comprar un pollo asado entero en cualquier lugar que te resulte conveniente.

Número de porciones: 6

Tiempo de preparación: 5 minutos

Tiempo de cocción: 0 minutos

Macros por porción:

- Grasa: 3 g
- Proteína: 7 g
- Carbohidratos: 16 g

Calorías totales por porción: 116 kcal

Ingredientes:

- ⅔ taza de yogur griego
- 2 cdas. de mostaza Dijon
- 2 cdas. de vinagre de arroz sazonado
- carne de pollo asado en cubos
- ⅓ taza de perejil fresco
- 4 tallos de apio en rodajas
- 1 manojo de cebollines rebanados
- 1 pinta de tomates cherry cortados en cuartos
- ½ pepino
- 3 pimientos morrones, cortados por la mitad y sin semillas
- sal y pimienta a gusto

Preparación:

1. En un recipiente mediano, mezcla el yogur griego, el vinagre de arroz y la mostaza. Bate bien hasta que todos los ingredientes estén bien integrados. Agrega el perejil y sazona con sal y pimienta.
2. Agrega el pollo, el apio, los cebollines, los tomates y el pepino. Mezcla bien.
3. Coloca la ensalada de pollo en los pimientos morrones sin semillas.
4. Cubre con cebollines para adornar.

¡A disfrutar!

Tostadas francesas keto

Realmente no hay mucho que decir sobre esta receta, aparte del hecho de que es una tostada francesa con forma keto. Las tostadas francesas son un alimento reconfortante e indulgente que suele consumirse en el desayuno. Sin embargo, no debe haber nada que te impida comerlas en diferentes horarios del día. Para disfrutar de esta tostada francesa sin sentir culpa, debes optar por un pan paleo o keto que sea bajo en carbohidratos. Lo ideal es que este pan esté hecho con harina de almendras o de coco.

En cuanto a las coberturas, tienes una gran variedad de opciones a disposición. La receta en sí sugiere el uso de una cobertura a base de yogur. Sin embargo, no tienes que limitarte a ella. Puedes usar bayas si deseas añadir algo dulce a tu tostada. Aunque también puedes agregar elementos con textura, como coco rallado y nueces. Para endulzar tus tostadas francesas, puedes utilizar productos que compatibles con keto, como la stevia. La canela en polvo es también una opción muy popular.

Número de porciones: 2

Tiempo de preparación: 5 minutos

Tiempo de cocción: 15 minutos

Macros por porción:

- Grasa: 58 g
- Proteína: 29 g
- Carbohidratos: 17 g

Calorías totales por porción: 683 kcal

Ingredientes:

- 1 hogaza de pan keto o paleo-amigable (hecho de harina de almendras o de coco)
- 1 cda. de mantequilla
- ⅓ taza de yogur de coco
- 2 cucharaditas de stevia
- 1 cucharadita de extracto de vainilla
- Aderezos opcionales: coco rallado, cacao, bayas, nueces, etc.

Preparación:

- Prepara el pan paleo cortándolo en tres trozos iguales. Después, corta cada rebanada por la mitad, a lo largo. Deberías obtener seis rebanadas de pan.

- Prepara una sartén grande y colócala a fuego medio. Agrega mantequilla a la sartén y revuelve.
- Una vez que la sartén esté caliente, coloca dos rebanadas de pan en la sartén y cocina ambos lados hasta que alcancen un color marrón dorado.
- Mientras esperas a que termine el proceso de tostado, prepara un tazón mediano para la cobertura de yogur.
- Agrega el yogur de coco, la vainilla y la stevia al tazón. Bate el yogur hasta que empiece a espesar. Si deseas que el yogur quede un poco más dulce, añade stevia y extracto de vainilla a gusto.
- Para servir, coloca el pan tostado en la base del plato. Rellénalo con la mezcla de yogur y los ingredientes adicionales.

¡Que lo disfrutes!

Pollo y waffles: ideales para el alma keto

Cuando se habla de comida tradicional para el alma, puede resultar muy difícil tener una discusión que, de una u otra manera, no incluya pollo y waffles.

Para los no iniciados, el pollo y los waffles pueden parecer una combinación extraña. Sin embargo, hay muchas cosas que suceden en este plato que funcionan. Toma el sabroso y reconfortante sabor del pollo frito que todos conocemos y combínalo con el sabor dulce, crujiente y esponjoso del waffle. Es una combinación que no debería funcionar, pero lo hace. De hecho, el plato de pollo y waffles tiene muchos seguidores. Pero de nuevo, y probablemente sepas a donde vamos con esto: no es keto.

En primer lugar, el empanado del pollo es increíblemente alto en carbohidratos. Y los waffles en sí son bolsas llenas de carbohidratos. Sin embargo, hay una manera de evitarlos. Con esta receta keto, puedes disfrutar de la comodidad de esta alimento tradicional para el alma sin dejar el estado de cetosis. Con algunos ajustes y alternativas clave, puedes recrear este plato clásico que seguramente te calentará el corazón y llenará tu estómago. Este manjar no sólo se verá increíble en un plato, sino que sabrá como nada que hayas comido en tu vida.

Número de porciones: 4

Tiempo de preparación: 5 minutos

Tiempo de cocción: 20 minutos

Macros por porción:

- Grasa: 32 g
- Proteína: 34 g
- Carbohidratos: 5 g

Calorías totales por porción: 453 kcal

Ingredientes:

Para los waffles:

- 2 cdas. de mantequilla derretida
- 3 huevos grandes con yemas y claras separadas
- ¼ taza de leche
- 1 taza de harina de almendras
- ½ cucharadita de sal

- 1 cucharadita de vainilla
- 1 cucharadita de eritritol

Para el pollo:

- 1 taza de suero de leche
- filetes de pechuga de pollo de tamaño mediano
- huevo grande
- ⅓ taza de harina de almendras
- aceite de coco para freír
- 1 cucharadita de pimentón
- ¼ cdita pimienta de cayena
- sal y pimienta a gusto

Preparación:

- Corta el pollo por la mitad a lo largo. Luego vuelve a corta las piezas por la mitad a lo largo. Ahora deberías tener cuatro tiras de pechugas de pollo. Remoja el pollo en suero de leche toda la noche.

- Retira el pollo del suero de leche y sazona con sal, pimienta, pimentón y pimienta de cayena.
- En un tazón grande, bate un huevo grande y déjalo a un lado. En un recipiente aparte, mezcla la harina de almendras con sal y pimienta. Toma cada tira de pollo y cúbrela con huevo. Luego, cubre con la harina de almendras. Repite el proceso con dos capas de harina.
- Prepara una sartén grande y calienta un poco de aceite de oliva. Una vez que el aceite esté caliente, cocina rápido ambos lados de las tiras de pollo, hasta que la capa exterior comience a dorarse. Luego, coloca cada tira de pollo en una bandeja para hornear y cúbrela con una capa de papel de aluminio. Hornea el pollo a 350 grados F o 170 grados C durante 15 minutos.
- Mientras el pollo se cocina, precalienta la máquina de waffles. En un tazón

grande, bate la yema de huevo, la leche, la mantequilla derretida, el eritritol y el extracto de vainilla.

- En un recipiente aparte, bate las claras de huevo con una batidora hasta que formen picos rígidos. Luego, vierte con cuidado el huevo en la masa, añadiendo una mitad a la vez.

-
- Cubre o rocía la máquina de waffles con aceite o mantequilla y agrega la taza de la masa. Cocina cada waffle durante 6 minutos.
- Para servir, coloca los waffles en la base del plato. Cubre cada waffle con pollo. Agrega los ingredientes que desees: tocino, encurtidos y salsas que sean compatibles con keto.

¡Disfruta!

Sopa de coliflor al curry: reconfortante y saciante

No hay que irse por las ramas con este plato en particular. ¡Es realmente sabroso! Tiene un cierto sabor a nuez y mantequilla que se produce cuando las coliflores se asan correctamente. Es muy suave, pero también es increíblemente distinto. Pero lo mejor es la pasta de curry. Es lo suficientemente picante como para hacer que el plato sea interesante, pero no picante al punto de dominar todos los demás sabores del plato. La suavidad de la coliflor está diseñada para mezclarse bien con el poder del curry. Sin embargo, también hay otra capa para ese sabor. La leche de coco ofrece al plato de curry un sabor cremoso y rico que te dejará con ganas de más después de cada bocado.

Cuando pruebes esta sopa por primera vez, te resultará difícil creer que es saludable. Por la riqueza de su sabor, automáticamente pensarás que es un plato lleno de calorías innecesarias. Sin embargo, te alegrará saber que un solo tazón de esta sopa de coliflor tiene sólo 225 calorías y 14 gramos de carbohidratos.

En cuanto a la pasta de curry, siempre puedes optar por preparar una desde cero. Sin embargo, para ahorrar tiempo, puede ser mejor que comprar pasta de curry lista para usar. Y para la leche de coco, lo mejor sería que obtuvieras la variante de grasa entera de una lata. La cremosidad y el espesor de la leche de coco llena de grasa es lo que mejor iría en esta receta.

Número de porciones: 6

Tiempo de preparación: 10 minutos

Tiempo de cocción: 30 minutos

Macros por porción:

- Grasa: 18 g
- Proteína: 4 g
- Carbohidratos: 14 g

Calorías totales por porción: 224 kcal

Ingredientes:

- 1 cabeza de coliflor grande

- 1 cda. de aceite de oliva
- 110 grs. de pasta de curry rojo tailandés
- 1 cebolla mediana
- 4 tazas de caldo de verduras
- 400 grs. de leche de coco sin azúcar
- ¼ cucharadita de sal
- 1 cda. de jugo de limón
- cebollines en rodajas para adornar

Preparación:

1. Precalienta el horno a 400 grados F o 205 grados C.
2. Retira los ramilletes de la cabeza de la coliflor. Corta la cebolla en cuartos.
3. Coloca los ramilletes de coliflor y las rodajas de cebolla en una bandeja para horno forrada con papel de pergamino o papel manteca. Revuelve con aceite de oliva y hornea 20 minutos.
4. Prepara una licuadora o procesador de alimentos de alta potencia y añade la coliflor y las cebollas. Agrega el caldo de verduras a la licuadora y pulsa hasta

obtener una consistencia suave y cremosa.

5. Vierte el puré de la licuadora en una olla y coloca a fuego medio. Agrega la leche de coco, la sal, el jugo de limón y la pasta de curry. Revuelve bien la mezcla hasta que todos los ingredientes homogeinicen.
6. Cocina hasta que la sopa esté bien caliente. Sirve con cebollines rebanados como guarnición.

¡A disfrutar!

Pretzels keto: un favorito callejero en forma de keto

Por su nombre, esta receta de pretzels keto puede no parecer tan atractiva, pero definitivamente tiene mucho sabor. Cuando piensas en los pretzels, puedes pensar en un montículo de masa retorcida frita o horneada. Por lo general, se consume con algún tipo de cobertura como queso crema o canela en polvo. Aunque un pretzel puede ser una opción conveniente y reconfortante para muchas personas que solo buscan comer algo, también puede ser mucho más que eso.

En primer lugar, dado que las galletas saladas son esencialmente pan retorcido, no sonketo-amigables. Sin embargo, esta receta va a reinventar el pretzel haciendo uso de ingredientes aptos para keto. Además, estos pretzels se fundirán con mucho queso delicioso. Con la harina de almendras como base, también disfrutarás de una textura única y distintiva que la harina regular nunca podrá replicar.

Ah, ¿mencionamos que hay queso involucrado?

Número de porciones: 8

Tiempo de preparación: 15 minutos

Tiempo de cocción: 15 minutos

Macros por porción:

- Grasa: 24 g
- Proteína: 18 g
- Carbohidratos: 8 g

Calorías totales por porción: 315 kcal

Ingredientes:

- 3 tazas de queso mozzarella rallado
- 3 huevos medianos
- 55 grs. de queso crema
- 2 tazas de harina de almendras
- 1 cda. de polvo de hornear
- 1 cda. de sal

Preparación:

1. Precalienta el horno a 400 grados F o 205 grados C.

2. Prepara una bandeja para hornear forrada con papel de pergamino.
3. En un recipiente mediano, vierte el polvo de hornear y la harina de almendras. Bate bien y reserva.
4. En un recipiente grande para microondas, mezcla el queso crema y la mozzarella. Coloca el queso crema en el fondo del recipiente con la mozzarella directamente encima. Quieres que la mozzarella esté más expuesta al calor del microondas.
5. Derrite el queso en el microondas durante 30 segundos. Saca el recipiente del microondas y revuelve. Vuelve a colocar el recipiente en el microondas y calienta otros 30 segundos. Repite este proceso una y otra vez hasta que el queso haya alcanzado una consistencia suave y cremosa. Ten mucho cuidado de no cocinar todo el queso de una sola vez porque correrías el riesgo de quemarlo.

6. El proceso de derretimiento del queso debe durar unos 2 minutos. Una vez que el queso se haya derretido por completo, pasa el queso a un procesador de alimentos. Añade la mezcla de harina junto con dos huevos. Pulsa el contenido del procesador a alta velocidad hasta que consigas una consistencia similar a la de una masa. Espera a que la masa se sienta pegajosa.
7. Envuelve una tabla de pastelería con plástico y asegúrate de que el envoltorio esté tenso. Para asegurarte de que la tabla no resbale y se deslice, envuelve también las partes inferiores de la misma. El envoltorio de plástico sirve para evitar que la masa se pegue a la tabla.
8. Divide la masa en 8 partes iguales. Enrolla la masa en cuerdas de 2,5 cms. de grosor.
9. Corta la masa con un cuchillo en trozos de 2 cms.. Si lo haces correctamente,

debes terminar con 70 a 75 piezas de pretzels. Coloca las piezas en la bandeja para hornear que se preparaste anteriormente.

10. Coloca el huevo restante en un recipiente y bate. Servirá para cubrir los pretzels. Pincela la superficie de los pretzels con el huevo y sazona con sal a gusto.
11. Hornea los pretzels durante aproximadamente 12 minutos, o hasta que alcancen un color marrón dorado claro en el exterior. Después, hornea los pretzels otros 2 minutos para que las superficies queden crujientes. Ten mucho cuidado de no quemar los pretzels durante el proceso de asado.
12. Retira del horno y deja enfriar antes de servir.

¡A disfrutar!

Pastel keto: un toque moderno en un plato clásico

Comer bajo en carbohidratos no sólo te anima a sentirte mejor contigo mismo, también te obliga a prestar mucha atención a lo que comes. Como resultado, es probable que disfrutes mucho más de las comidas que preparas. Cuando dedicas más tiempo y atención a la preparación de los alimentos que comes, es más probable que los alimentos tengan mejor sabor. El clásico pastel de pollo es un plato que no se ha reinventado de manera dramática desde su creación. Sin embargo, con el reciente auge de la dieta keto, existen varias recetas que proporcionan una versión ceto-amigable de este plato.

Sin vulnerar la capacidad de tu cuerpo para entrar en un estado de cetosis, esta receta de pastel de pollo bajo en carbohidratos tiene una galleta hojaldrada que se asemeja a la corteza real. Además, el relleno del pastel es cremoso y tiene ajo. Esto significa que obtienes todo el sabor de las recetas tradicionales del pastel de pollo que te encantan. También habrá zanahorias y guisantes en esta receta. Sin embargo, no contienen tantos carbohidratos como para preocuparte. De todos modos, si no te sientes cómodo comiendo estos alimentos, la receta funcionando sin ellos. Es importante notar que cada porción contiene sólo 6 gramos de carbohidratos.

Número de porciones: 8

Tiempo de preparación: 10 minutos

Tiempo de cocción: 15 minutos

Macros por porción:

- Grasa: 11 g
- Proteína: 24 g
- Carbohidratos: 6 g

Calorías totales por porción: 219 kcal

Ingredientes:

Para el relleno de pollo:

- 680 grs. de pechugas de pollo en cubos
- 110 grs. de cebollas amarillas finamente picadas

- ¼ taza de zanahorias finamente picadas
- ¼ taza de arvejas verdes frescas
- 1 cda. de mantequilla
- 1 diente de ajo machacado
- ½ cucharadita de tomillo seco
- 1 cda. de vinagre de vino blanco
- 1 taza de caldo de pollo bajo en sodio
- ½ taza de crema espesa
- sal y pimienta a gusto

Para la cobertura:

- 1 taza de harina de almendras fina
- 1 cda. de linaza molida
- ½ cucharadita goma xantana
- ¼ cucharadita de sal
- 1 cucharadita de polvo de hornear
- 2 cdas. de crema agria
- 2 cdas. de mantequilla
- 1 clara de huevo

Preparación:

- Precalienta el horno a 400 grados F o 205 grados C.

- Engrasa una bandeja para hornear redonda de 22 cms.

Para el relleno de pollo:

- Prepara una sartén grande y colócala a fuego medio-alto. Derrite la mantequilla en la sartén.
- Cuando la mantequilla esté completamente derretida, agrega el pollo cortado en dados y cocina. Revuelve el pollo de vez en cuando hasta que se doren todos los lados. No tienes que cocinarlo por completo todavía.
- Añade las cebollas y las zanahorias a la sartén. Sazona el contenido de la sartén con sal y pimienta. Baja el fuego a medio-bajo. Cocina el contenido de la sartén y revuelve de vez en cuando hasta que las cebollas comiencen a dorarse y caramelizarse. Añade el ajo y el tomillo. Cocina un minuto más.

- Revuelve el vinagre en la mezcla y espera a que se evapore sustancialmente.
- Sube el fuego a medio-alto y deja que el caldo hierva a fuego lento. Revuelve de vez en cuando. Después de unos 15-20 minutos, el caldo debe espesarse como resultado del calor y la agitación constante. Mientras el relleno hierve a fuego lento, prepara la cobertura de la galleta.
- Una vez que el caldo haya espesado por completo, agrega la crema espesa y los guisantes a la mezcla. Pon la mezcla a hervir a fuego lento y luego baja el fuego a bajo. Deja cocer a fuego lento hasta que el caldo tenga la consistencia de una salsa. Sazona con sal y pimienta si es necesario.

Para la cobertura:

- En un recipiente mediano, bate la harina de almendras, la goma xantana, el polvo de hornear, la linaza y la sal.
- Agrega la mantequilla a los ingredientes.
- En un recipiente pequeño, agrega la crema agria y la clara de huevo. Bate bien el contenido del tazón y luego vierte los ingredientes secos en el tazón.
- Recoge la mezcla en forma de bola y colócala sobre un trozo de papel de pergamino o papel manteca.
- Usando un rodillo espolvoreado con harina, enrolla la masa en un círculo de aproximadamente 20 centímetros de diámetro.
- Vierte el relleno de pollo en la bandeja para hornear ya preparada.
- Coloca suavemente la masa sobre el relleno de pollo.
- Hornea de 10 a 12 minutos, o hasta que la cobertura se haya dorado.

¡Disfruta!

Coles de Bruselas y tocino: vegetales con la bondad del tocino

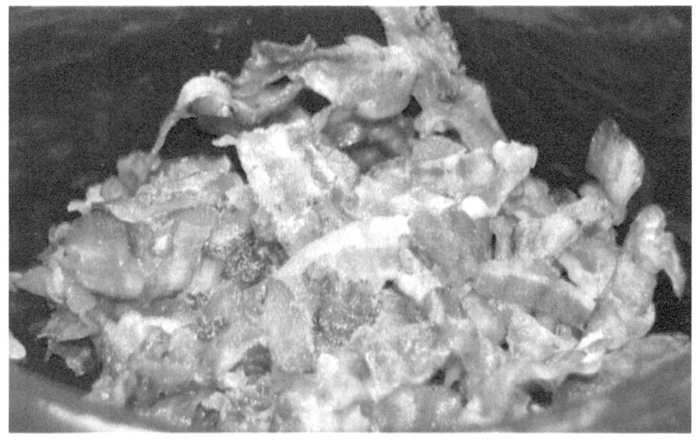

Cuando eras niño, probablemente tus mayores te hayan animado a comer verduras. Es probable que te hayan dicho que comer muchas verduras te ayudaría a ser más fuerte y saludable. Sin embargo, también sabías que comer comida chatarra era mucho más delicioso. Siempre te atraía el tarro de las galletas en vez del plato de coles de Bruselas tostadas. Sin embargo, ahora que eres mayor, probablemente te des cuenta de la importancia de comer de forma más saludable. Pero eso no quita el hecho de que las galletas saben mejor que las coles de Bruselas. No hay manera de que al contrario sea cierto.

O tal vez no estás cocinando bien las coles de Bruselas. Una vez más, la mejor manera de disfrutar de la comida que comes es siendo creativo con ella. Con esta receta, las coles de Bruselas ocuparán un lugar central. Y está garantizado que esta vez no tendrás que forzarte a comer tus verduras. En realidad, comerlas será un verdadero placer. El tocino sólo está ahí como una forma de incentivo adicional para que comas tus verduras. La mejor parte de esta receta es que es increíblemente simple y ceto-amigable.

Número de porciones: 4

Tiempo de preparación: 5 minutos

Tiempo de cocción: 20 minutos

Macros por porción:

- Grasa: 19 g
- Proteína: 6 g
- Carbohidratos: 11 g

Calorías totales por porción: 240 kcal

Ingredientes:

- 4 lonchas de tocino grueso
- 450 gramos de coles de Bruselas, cortadas por la mitad
- 3 cdas. de aceite de oliva virgen
- ¾ cucharadita de sal
- ¼ cucharadita de pimienta negra
- 2 cdas. de vinagre balsámico

Preparación:

1. Prepara una sartén grande para saltear y colócala a fuego medio. Deja que la sartén se caliente y añade el tocino. Fríe las lonchas de tocino de ambos lados hasta que estén firmes y crujientes.
2. Retira el tocino y colócalo sobre hojas de papel para eliminar el exceso de grasa. No tires la grasa que queda en la sartén.
3. Agrega aceite de oliva a la sartén, revuelve y deja que se mezcle con la grasa del tocino.

Añade las coles de Bruselas y cocina un rato. Sazona con sal y pimienta negra a gusto.

4. Pasa a temperatura media-alta. Ordena todos los brotes en una sola capa. Deja que las coles de Bruselas se doren durante 4 minutos, o hasta que la parte inferior esté dorada. Voltea los brotes y deja que se doren hasta que el otro lado también esté dorado.
5. Mientras esperas a que los brotes se doren, corta las lonchas de tocino.
6. Añade el vinagre balsámico y el aceite de oliva a la sartén con las coles de Bruselas. Cocina por otros 2 minutos.
7. Agrega el tocino picado a la sartén y mezcla todo.

¡A disfrutar!

Pollo con sésamo: poder asiático al estilo keto

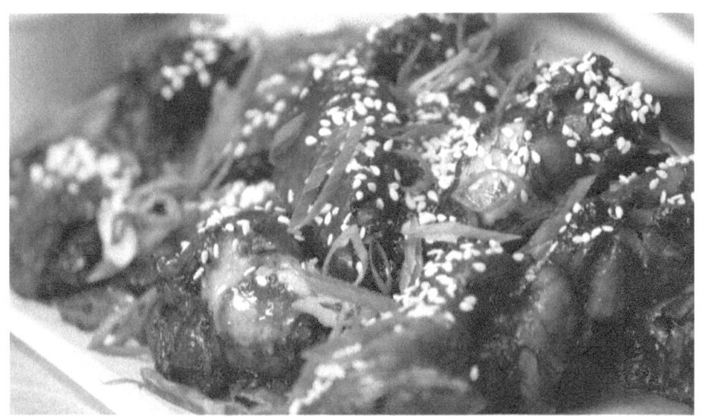

La cocina china es increíble. Hay una razón por la que la cocina china sigue siendo una de las más famosas del mundo. Independientemente de si se trata de comida china de alta calidad reservada para los ricos y acomodados o de *dumplings* (o empanadas) que se pueden encontrar en el centro del barrio chino. Hay una oferta específica para todos. La cocina china es rica y vasta en su historia. No es tan difícil ver por qué a tanta gente le encanta. También es la razón por la que los restaurantes chinos parecen brotar en todas partes, constantemente. Cualquier ciudad moderna en cualquier parte del mundo está obligada a tener un restaurante chino cada pocas cuadras .

Sin embargo, la comida china ha tenido mala reputación en la industria de la salud y el bienestar. Por un lado, la mayoría de los platos chinos contienen glutamato monosódico, que es increíblemente alto en sodio. Además, muchos platos chinos están cargados de azúcar y soja. Parte de lo que hace que la comida china sea tan deliciosa es la abundancia de sabores que provienen de muchos ingredientes diferentes. Sin embargo, complacerse con la comida china puede ser muy fácil. Por eso es importante asegurarse de que el consumo de comida china sea mínimo.

Pero cuando tienes un antojo, no hay nada que hacer, tienes un antojo. Afortunadamente, existen recetas como esta, que están diseñadas para satisfacer esos antojos sin tener que violar los principios de tu dieta. Esta receta en particular se centrará en un plato chino clásico: el pollo al sésamo. Una gran adición a cualquier mesa, este plato picante y sabroso será todo un éxito.

Número de porciones: 2

Tiempo de preparación: 15 minutos

Tiempo de cocción: 15 minutos

Macros por porción:

1. Grasa: 36 g
2. Proteínas: 45 g
3. Carbohidratos: 4 g

Calorías totales por porción: 520 kcal

Ingredientes:

Para el pollo:

4. 1 huevo
5. 1 cda. de polvo de arrurruz (o maicena)
6. 450 grs. de carne de muslo de pollo
7. 1 cda. de aceite de sésamo tostado
8. sal y pimienta a gusto

Para la salsa de sésamo:

9. 2 cdas. de salsa de soja
10. 1 cda. de aceite de sésamo tostado
11. 1 cda. de vinagre
12. 2 cdas. de edulcorante Sukrin Gold (o sustituto)
13. 1 cm cúbico de jengibre
14. 1 diente de ajo
15. 2 cdas. de semillas de sésamo

16. ¼ cdita de goma xantana

Preparación:

- Para la masa, prepara un tazón grande y mezcla un huevo grande con una cucharada de polvo de arrurruz.
- Bate bien la mezcla y añade trozos de carne de muslo de pollo del tamaño de un bocado. Asegúrate de que todos los trozos de pollo queden bien cubiertos.
- En una sartén grande, calienta una cucharada de aceite de sésamo. Lentamente, agrega los muslos de pollo a la sartén mientras te aseguras de que quede espacio entre las piezas. Si es necesario, cocínalos por separado.
- Ten cuidado al voltear el pollo: asegúrate de que el empanado no se separe de la pieza.
- Mientras la carne de pollo se cocina, prepara la salsa de sésamo.
- Combina todos los ingredientes de la salsa en un tazón y mezcla bien.

- Una vez que el pollo esté cocido (aproximadamente 10 minutos), agrega la salsa de sésamo a la sartén y cocina otros 5 minutos.
- Cuando el pollo listo, sírvelo sobre una cama de brócoli al vapor. Adorna con semillas de sésamo y cebolla verde.

¡Disfruta!

Revuelto de tofu y curry: un desayuno suculento y energético

Este es un gran desayuno que puedes preparar en 30 minutos. Si eres de las personas que buscan comenzar el día con una dosis saludable de proteínas, esta es definitivamente la receta para ti. Sabes que no serás menospreciado con el sabor de este plato. Los diferentes sabores que obtienes de los hongos, los pimientos y las cebollas definitivamente harán de este plato una opción ideal para tu comida matutina.

Poder romper el ayuno por la mañana con un plato lleno de proteínas y bajo en carbohidratos es una sensación muy refrescante. Ah, este plato no contiene gluten y es vegano. Es por eso que es ideal para las personas que hacen dietas híbridas keto-veganas que extrañan comer huevos revueltos por la mañana. Este plato es igual de bueno y saludable.

A veces, el tofu puede ser muy difícil de tratar. Por eso hay que recordar algunas cosas antes de probar suerte con este plato. Debes presionar el tofu de antemano. Es importante drenes toda el agua del tofu para que no terminar con un revuelto húmedo y espumoso. Además, cuando condimentes, trata de agregar las especias directamente sobre el tofu. El tofu es un gran receptor y absorbente de especias. Para maximizar el sabor, trata de aprovechar al máximo las especias que tienes allí.

Número de porciones: 4

Tiempo de preparación: 10 minutos

Tiempo de cocción: 20 minutos

Macros por porción:

17. Grasa: 5 g
18. Proteína: 11 g
19. Carbohidratos: 9 g

Calorías totales por porción: 119 kcal

Ingredientes:

Para el revuelto de tofu:

20. 1 bloque de tofu orgánico firme, prensado y escurrido

21. ½ cebolla mediana, cortada en dados
22. 1 pimiento rojo grande, cortado en cubitos
23. 170 grs. de champiñones rebanados
24. 3 cdas. de caldo vegetal bajo en sodio
25. 3 tazas de verduras picadas (col rizada, espinaca, rúcula, etc.)

Para el condimento de curry:

26. ½ cucharadita de curry en polvo
27. ½ cucharadita de ajo en polvo
28. ½ cucharadita de comino
29. ¼ cdita. páprika
30. ¼ cdita. cilantro
31. ¼ cdita. cúrcuma
32. ¼ cdita. garam masala
33. ¼ cucharadita de sal
34. 1 cda. de agua

¡A disfrutar!

Hamburguesas de wasabi de salmón bajas en carbohidratos: un festín de proteínas con un toque de especias

Si eres amante de la comida picante y el pescado, entonces vas a adorar esta versión de la hamburguesa de wasabi de salmón. Sin dudas, disfrutarás del aroma fuerte del wasabi y el jengibre que se entrecruzan y sobrecargan tus sentidos. Por supuesto, la estrella de la comida es la proteína: el salmón. Sin embargo, puedes sustituir el salmón con carne de res o pollo si es lo que más te gusta. En realidad, el wasabi es sólo un detonador que hará que quieras tomar bocado tras bocado.

También debe mencionarse que estas hamburguesas no necesitan panecillos para que las disfrutes. Es por eso que son seguras para una dieta keto. Sin embargo, también puedes buscar recetas keto que te enseñen a hacer bollos aptos para keto, si eres una de esas personas que piensan que comer hamburguesas sin bollos es un sacrilegio. Si no eres una de esas personas, no dudes en disfrutar de estas hamburguesas con un acompañamiento de verduras o arroz de coliflor.

Es posible que también tengas el hábito de rociar tus hamburguesas con todo tipo de aderezos como kétchup, mayonesa o mostaza. También eres libre de hacerlo con esta hamburguesa. Aunque no es necesario. Las hamburguesas en sí ya tienen mucho sabor y sería una pena ahogar todo ese sabor con kétchup. Si invitas a algunos amigos a cenar, este plato será un gran regalo para ellos, dado que es poco probable que lo hayan probado antes.

Número de porciones: 4

Tiempo de preparación: 5 minutos

Tiempo de cocción: 10 minutos

Macros por porción:

- Grasa: 12 g
- Proteína: 29 g
- Carbohidratos: 4 g

Calorías totales por porción: 320 kcal

Ingredientes:

- 450 grs. de filetes de salmón sin piel
- 1 cda. de agua
- 1 cda. de jengibre recién pelado y picado
- ¼ taza de cilantro picado
- ¼ taza de cebollines picados
- 2 huevos grandes
- 1 cda. de jugo de lima
- ½ taza de harina de almendras blanqueada
- 1 cucharadita de sal marina
- ¼ taza de polvo de wasabi
- aceite de coco para freír

Preparación:

- Enjuaga el salmón y sécalo con una hoja de papel.
- Corta el salmón en cubos de un cuarto de 2,5 cms. cada uno.
- En un tazón grande, coloca el salmón, los huevos, el cilantro, el jugo de lima, los cebollines, la harina de almendras y la sal marina.

- En un recipiente pequeño, mezcla el polvo de wasabi y el agua para formar la pasta de wasabi.
- Mezcla la pasta de wasabi con la mezcla de salmón.
- Da a la masa forma de hamburguesas de 5 cms. de diámetro.
- Coloca una sartén mediana a fuego medio-alto y calienta el aceite.
- Saltea las hamburguesas hasta que la superficie se vea dorada. Debería tomar entre 6 y 8 minutos por lado.
- Sirve con ensalada verde o vegetales.

¡Que las disfrutes!

Macarrones de coliflor con queso: comida keto reconfortante e indulgente

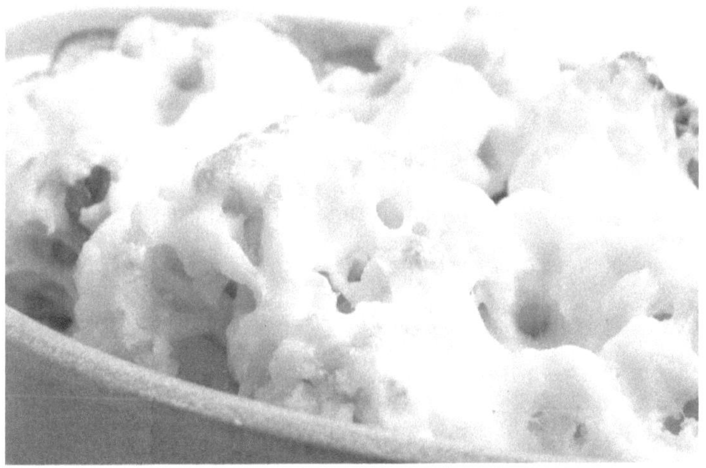

¿A quién no le gustan los macarrones con queso? Probablemente sea una de las comidas más queridas del mundo, para ser honestos. Incluso si comes macarrones con queso procesados de una caja, aun así te las arreglas para dar en el blanco. Pero por supuesto, no usaremos nada de eso para esta receta en particular. En primer lugar, los macarrones con queso que vienen en cajas están llenos de conservantes y sodio no deseados. Además, los macarrones con queso tienen demasiados carbohidratos. Estos carbohidratos definitivamente serían suficientes para evitar que entres en un estado de cetosis durante todo un día.

Para esta receta, reemplazaremos los macarrones por coliflor, el alimento keto-maravilla. Si has leído la totalidad de este libro de cocina, sabrás que la coliflor es un gran sustituto del arroz. Pero ahora estás a punto de aprender que también puede ser un gran sustituto de los macarrones. Esta receta keto de macarrones con queso sabrá tan bien que no podrás distinguir entre esta receta y los tradicionales macarrones con queso. Además, como siempre, esta receta tiene muy pocos carbohidratos, por lo que no tendrás que preocuparte por arruinar tu dieta con tus antojos. Disfruta una porción caliente de esta receta de macarrones con queso.

Número de porciones: 4

Tiempo de preparación: 5 minutos

Tiempo de cocción: 20 minutos

Macros por porción:

- Grasa: 23 g
- Proteína: 11 g
- Carbohidratos: 12 g

Calorías totales por porción: 294 kcal

Ingredientes:

- 1 cabeza entera de coliflor, cortada en ramilletes más pequeños
- 3 cdas. de mantequilla
- ¼ taza de crema entera
- 1 taza de queso crema rallado
- ¼ taza de leche de almendras sin azúcar
- sal y pimienta a gusto

Preparación:

- Precalienta el horno a 450 grados F o 230 grados C y prepara una bandeja para hornear forrada con papel de pergamino o papel manteca.
- Derrite 2 cucharadas de mantequilla sobre la estufa. Pasa la mantequilla derretida a un recipiente.
- Toma los ramilletes de coliflor y colócalos en un recipiente con la mantequilla derretida, sal y pimienta.

- Coloca la coliflor encima de la bandeja de hornear y asa aproximadamente 15 minutos, o hasta que empiece a estar crujiente.
- Agrega el queso rallado, la leche y la crema en una olla y calienta encima de la estufa a fuego medio-alto. Si lo deseas, también puedes utilizar un microondas para este paso.

-
- Calienta la mezcla hasta que alcance una consistencia suave y burbujeante. Ten mucho cuidado de no cocinar demasiado el queso: que no se queme ni empiece a dorarse.
- Agrega la coliflor a la mezcla de queso y sirve caliente.

¡A disfrutar!

Salmón al horno con mantequilla de ajo: la bondad de la mantequilla de ajo en menos de 30 minutos

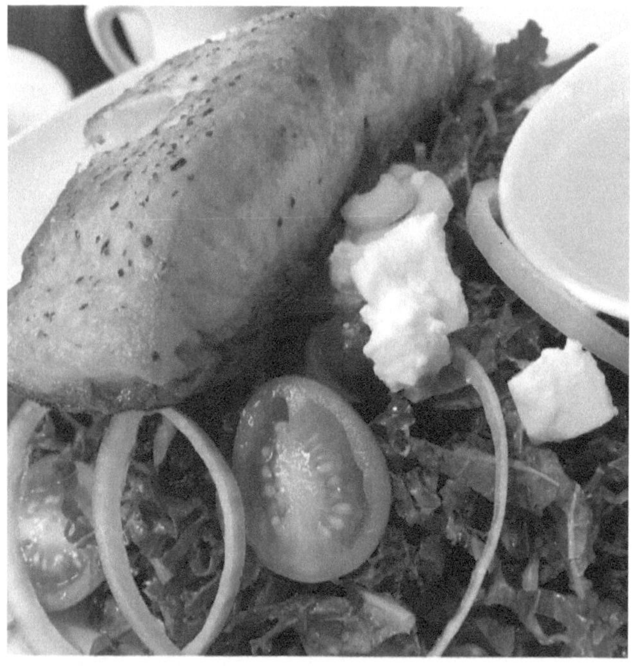

El pescado siempre será una de las mejores fuentes de proteína que puedas tener. Por ser increíblemente alto en proteínas, puede ayudar a construir y reparar los músculos. Al mismo tiempo, es muy bajo en calorías y grasas no deseadas, lo que significa que no tendrás que preocuparte por comer demasiado. Además, el pescado tiene muchos ácidos grasos omega-3 que pueden ayudar al sistema inmunológico y fortalecer los músculos y las articulaciones.

Cuando se trata de pescado, hay pocas cosas mejores que un salmón bien cocido empapado en salsa de mantequilla de ajo. Es un plato lleno de mucho sabor bastante simple de preparar. Obtienes todos los beneficios nutricionales de comer pescado al tiempo que disfrutas de la sabrosa experiencia de consumir un delicioso trozo de salmón. Esta receta está diseñada para que la comas en menos de 30 minutos. Así que, siempre que tengas poco tiempo y mucha hambre, esta receta será perfecta para ti.

También puedes intentar hacer este plato en grandes cantidades, solo es cuestión de recalentar el salmón cada vez que sientas hambre. Dado que el salmón es una fuente saludable de proteínas, nunca será una experiencia culposa. No necesitas carbohidratos para sentirte satisfecho y feliz con lo que comes. Esta receta de salmón es prueba de ello.

Número de porciones: 4

Tiempo de preparación: 5 minutos

Tiempo de cocción: 22 minutos

Macros por porción:

- Grasa: 24 g
- Proteína: 37 g
- Carbohidratos: 6 g

Calorías totales por porción: 450 kcal

Ingredientes:

- 680 grs. de filetes de salmón cortados en 4 partes iguales
- ¼ taza de mantequilla
- 3 dientes de ajo picados
- 2 cucharadas de perejil picado
- 1 cucharadita de cáscara de limón
- 450 grs. de ramilletes de coliflor
- rodajas de limón
- sal y pimienta a gusto

Preparación:

1. Precalienta el horno a 400 grados F o 205 grados C.
2. Prepara una bandeja para hornear y coloca 2 cucharadas de mantequilla sobre ella. Coloca la bandeja para hornear en el horno mientras se precalienta.
3. Toma el resto de la mantequilla y deja que se derrita en el microondas, o colócala en la estufa unos segundos. Asegúrate de no quemar la mantequilla.
4. En un tazón pequeño, bate la mantequilla derretida, el perejil, el ajo y la ralladura de limón.
5. Retira la bandeja del horno y coloca la coliflor. Sazona con sal y pimienta a gusto. Hornea durante 10 minutos.
6. Retira la bandeja del horno una vez más y acomoda los ramilletes para hacer espacio para los filetes de salmón. Sazona los filetes con mantequilla de ajo, sal y pimienta a gusto.
7. Hornea el pescado otros 10 a 12 minutos, o hasta que la carne se vuelva ligeramente

opaca. El tiempo de cocción depende del espesor del filete.

8. Sirve el salmón caliente con rodajas de limón para darle más sabor.

¡A disfrutar!

Sopa de tocino y camarones: un tazón cremoso de calidez y felicidad

Si quieres hablar sobre comida reconfortante, entonces debes incluir un buen tazón de sopa en la discusión. Naturalmente, existe una razón por la que siempre servimos sopa a nuestros seres queridos que están enfermos o se sienten mal. Es fácil. Es conveniente. Es saciante. Es realmente difícil equivocarse con un buen tazón de sopa, especialmente cuando no estás preparado para comer algo demasiado pesado o complicado. Por eso, esta receta es la que mejor se adapta a tus necesidades.

Por muy simple que sea de hacer, hay muchos sabores y texturas que harán que el plato sea interesante para comer. Con camarones y tocino como base, esta receta está llena de proteínas. El condimento Cajún agregado también le dará un toque de sabor extra al plato. Sin embargo, ten cuidado y agrega condimento Cajún sin sal. De lo contrario, no agregues sal a la receta después. Prepárate para que la sopa baile en tus papilas gustativas antes de tomar tu próxima cucharada.

A menudo, la sopa de pescado se sirve en grandes tazones con pan. Pero necesitamos asegurarnos de que esta sopa de pescado sea keto, por lo que tendrás que conformarte con tazones regulares. Además, todos los ingredientes de esta receta son compatibles con keto, por lo que no tendrás que castigarte por comerla. Además, si la preparas en grandes cantidades, siempre puedes refrigerar las sobras y recalentarlas para cuando busques un bocadillo rápido.

Número de porciones: 6

Tiempo de preparación: 5 minutos

Tiempo de cocción: 25 minutos

Macros por porción:

- Grasa: 32 g
- Proteína: 16,5 g
- Carbohidratos: 5,5 g

Calorías totales por porción: 390 kcal

Ingredientes:

- 6 lonchas de tocino grueso picado
- 450 grs. de camarones pelados y desvenados
- 2 tazas de caldo de pollo
- 1 nabo mediano, cortado en cubos de 1,25 cms.
- ½ taza de cebolla picada
- 1 taza de crema espesa
- ½ cdita condimento Cajún
- sal y pimienta a gusto
- perejil picado (para adornar)

•

Preparación:

1. Prepara una sartén grande y colócala a fuego medio. Coloca el tocino picado en la sartén y cocina hasta que esté crujiente. Una vez que el tocino haya terminado de cocinarse, retíralo de la sartén y colócalo en un plato forrado con una hoja de papel. No quites la grasa de tocino sobrante de la sartén.
2. Sobre la grasa de tocino aún caliente, agrega el nabo picado y la cebolla a la sartén. Saltea hasta que las cebollas estén tiernas. Debería tomar unos 5 minutos, más o menos. Agrega el ajo a la sartén y cocina otro minuto, o hasta se esté fragante. Vierte el caldo de pollo en la sartén y deja cocer a fuego lento durante 10 minutos. El proceso de cocción a fuego lento debe ablandar el nabo.
3. Una vez que el nabo esté blando, agrega la crema a la sartén, junto con los camarones. Cocina a fuego lento hasta que los

camarones adquieran un color rosado o anaranjado. Debería tomar unos 3 minutos, más o menos. Sazona con condimento Cajún, sal y pimienta.

4. Adorna los camarones con el tocino picado y el perejil al momento de servir.

¡Que lo disfrutes!

Ensalada en frasco: un almuerzo saludable y abundante para una persona en movimiento

A veces, simplemente no quieres tener que pensar en qué comer cuando tienes hambre. Imagínate despertar tarde para ir a trabajar por la mañana. Sabes que tienes tiempo limitado para prepararte para el día largo que te espera. Sin embargo, también sabes que necesitas estar satisfecho al mediodía para evitar comer en exceso durante la última parte del día. Con esto, terminas buscando algo que sea rápido y fácil de hacer. Además, sería muy útil que este fuera un plato que pudieras llevar contigo; un tipo de comida que puedes comer mientras estás en movimiento. Aquí es donde esta receta entra en juego. El frasco de ensalada es perfecto para el comensal sano que sólo quiere una manera rápida, fácil y conveniente de comer mientras se mantiene móvil, activo y puntual.

Otra gran cosa acerca de esta receta es lo flexible que es. Para esta receta en particular, utilizarás un delicioso pollo asado como proteína. De todos modos, siempre puedes sustituirlo por cualquier fuente de proteína que te guste. También puedes utilizar atún en escamas, salmón ahumado, camarones a la parrilla, cerdo desmenuzado o cualquier otra cosa que se te ocurra. Las posibilidades son infinitas. La diversidad y la variación son aspectos importantes de un plato como éste para no aburrirse con la dieta. Mezcla las cosas de vez en cuando para que no sean repetitivas y predecibles. Además de diversificar el uso de las proteínas principales, también puedes incorporar nueces, cubos de queso y semillas al plato para obtener otra capa de complejidad.

Número de porciones: 1 porción o 1 frasco

Tiempo de preparación: 5 minutos

Tiempo de cocción: 0 minutos

Macros por porción:

- Grasa: 84 g
- Proteína: 75 g

- Carbohidratos: 11 g

Calorías totales por porción: 1133 kcal

Ingredientes:

- 115 grs. de pollo asado, desmenuzado
- 30 grs. de verduras de hoja verde (espinaca, lechuga, repollo, col rizada)
- ½ cebollín, cortado en rodajas
- 1 aguacate mediano
- 30 grs. de pimientos rojos
- 30 grs. de tomates cherry
- ¼ taza de mayonesa o aceite de oliva virgen extra
- 1 zanahoria

Preparación:

1. Tritura o pica todas las verduras a mano o con una máquina.

2. Pon una capa base de verduras en el fondo del frasco.

3. Las capas subsiguientes dependen de ti. Sin embargo, el orden sugerido es el siguiente:

cebollines, zanahorias, aguacates, pimientos y tomates.

4. Añade la proteína encima de todas las capas de verduras.
5. Cubre el frasco con mayonesa o aceite de oliva según tu preferencia.

¡A disfrutar!

Quesadillas de pollo keto: ¡Déjate iluminar con estas quesadillas de pollo!

Como ya se ha establecido en nuestra receta de tacos de carne keto, puede ser muy difícil resistirse a un delicioso plato mexicano. De alguna manera, incluso cuando comes un taco o un burrito, sigue estando bien. Eso es porque puede ser muy difícil equivocarse con la carne y el queso. En gran parte, este es un combo que funciona siempre, independientemente de lo que elijas hacer con él. Por eso también será muy fácil para ti preparar esta receta. Volveremos a la probada combinación de carne y queso para ofrecerte una experiencia gastronómica que reconfortante y acogedora.

Tradicionalmente, las quesadillas están cargadas de carbohidratos debido a las tortillas que se usan para hacerlas. Por lo general, estas tortillas emparedan alguna mezcla de queso y algún tipo de proteína, como carne de res, pollo o cerdo. Estas quesadillas se disfrutan con queso y un poco de salsa de tomate que le agregue sabor. Sin embargo, no usaremos las tortillas típicas para esta receta. En vez de usar tortillas de harina, puedes usar alternativas para las cortezas que son amigables con keto, como almendras, calabacín o coliflor. Es importante que puedas permanecer en cetosis incluso si te das el gusto de comer tus bocadillos mexicanos favoritos. Aquí tienes una quesadilla de pollo mexicano rápida y fácil que puedes preparar mientras duermes. Es perfecta para cuando tienes un antojo que no desaparece incluso cuando tratas de seguir una dieta keto estricta.

Número de porciones: 4

Tiempo de preparación: 15 minutos

Tiempo de cocción: 20 minutos

Macros por porción:

- Grasa: 26 g
- Proteína: 29 g
- Carbohidratos: 5 g

Calorías totales por porción: 410 kcal

Ingredientes:

- 2 filetes de muslo de pollo, cortados en trozos de 12,5 cms.
- 2 cortezas ceto-amigables
- 1 cucharada de condimento para tacos
- 2 cebollas verdes medianas, cortadas en rodajas finas
- ½ Pimiento morrón verde mediano, cortado en trozos de 12,5 cms.
- 1 ½ tazas de queso cheddar rallado
- 2 cucharadas de aceite de aguacate
- sal y pimienta a gusto

Preparación:

1. Prepara una sartén grande y colócala a fuego medio. Añade una cucharada de aceite de aguacate a la sartén y calienta. No dejes que se caliente demasiado ni empiece a humear.
2. Agrega el pollo a la sartén y deja que se cocine por completo. Esto debería tomar unos 5 minutos más o menos. Espolvorea el pollo con el condimento para tacos y mezcla.
3. Agrega el pimiento y las cebollas a la olla y revuelve bien. Cocina de 3 a 5 minutos, o hasta que las verduras estén tiernas.
4. Pasa el pollo y los vegetales a un tazón grande y deja a un lado. Limpia la sartén con una hoja de papel. Añade otra media cucharada de aceite de oliva y reduce el fuego a medio-bajo.
5. Agrega una corteza de pizza a la sartén y rocía con ½ taza de queso. Toma la mitad del relleno de pollo y extiéndelo sobre el queso. Rocía otra ¼ taza de queso a encima

del pollo y cúbrelo con la segunda capa de masa de pizza.

6. Cubre la sartén y cocina hasta que el queso se haya derretido por completo y el fondo de la corteza se haya dorado. Debería tomar de 2 a 4 minutos. Voltea con cuidado y cocina el otro lado 2 minutos. Retira la corteza de la sartén y deja que se enfríe un poco antes de rebanar.
7. Repite el proceso con el resto de las costras y el relleno.

¡Que lo disfrutes!

Tortilla de queso para el desayuno: un comienzo de día con sabor a queso

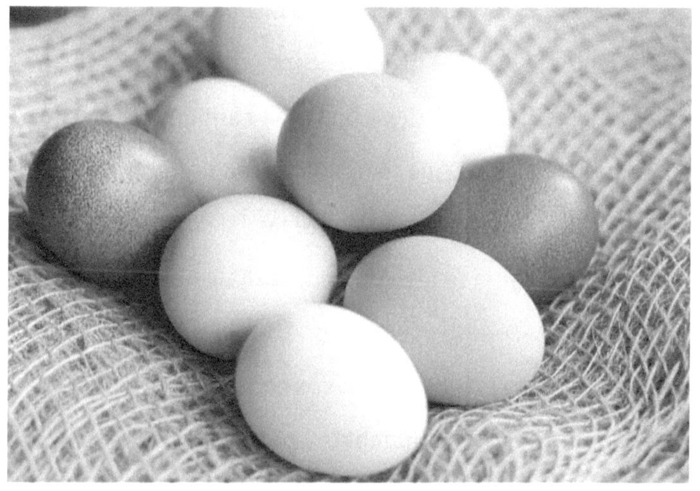

Dicen que el desayuno es la comida más importante del día. Y no es tan difícil entender por qué. Deseas poder comenzar tu día sintiéndote renovado y energizado. Por eso que es esencial que obtengas todos los nutrientes necesarios para ayudarte a controlar el resto del día. Cuando no empiezas el día sintiéndote bien, puedes entender cómo será el resto del día. ¡Nunca subestimes el poder del desayuno! Muchas personas que hacen dietas aburridas y sosas se conforman con huevos hervidos y un pedazo de pan tostado. No es que haya nada de malo si encuentras esa comida agradable, pero debes saber que siempre habrá espacio para otras opciones.

Esta receta alegre y deliciosa de tortilla de desayuno con queso es perfecta para los practicantes de keto, porque no quiebra la cetosis y contiene una gran cantidad de grasas y proteínas saludables que te ayudan a mantenerte satisfecho y energizado. Además, es bastante fácil de hacer. Por lo tanto, siempre que te levantes por la mañana y no estés de humor para hacer algo demasiado complicado, puedes contar con esta receta. Los huevos contienen muchos antioxidantes, grasas saludables y proteínas que te hacen sentir fuerte, y el queso será una gran fuente de placer para cualquiera.

Número de porciones: 2

Tiempo de preparación: 2 minutos

Tiempo de cocción: 4 a 6 minutos

Macros por porción:

- Grasa: 80 g

- Proteína: 40 g
- Carbohidratos: 4 g

Calorías totales por porción: 900 kcal

Ingredientes:

- 6 huevos medianos
- 200 grs. de queso cheddar rallado
- 85 grs. de mantequilla a temperatura ambiente
- sal y pimienta a gusto

Preparación:

1. Rompe los huevos en un tazón grande y bate hasta que queden espumosos. Agrega la mitad del queso cheddar preparado al tazón y mezcla con el huevo hasta que se distribuya uniformemente.
2. Coloca una sartén a fuego medio-bajo y derrite la mantequilla. Unta la mantequilla de manera uniforme hasta cubrir toda la superficie. Lentamente, agrega los huevos

en la sartén y revuelve continuamente mientras se cocinan. Una vez que el fondo de los huevos se haya dorado y endurecido, agrega el resto del queso.

3. Dobla el huevo para emparedar el queso. Cocina unos segundos más para que el queso se derrita.
4. Sazona con sal y pimienta.

¡A disfrutar!

Hamburguesas de atún keto: ¡una comida estupenda!

Cuando se trata de comida saludable, una buena porción de atún enlatado es ideal para las personas que sólo quieren una fuente de proteína accesible y conveniente. Sin embargo, afrontemos la verdad, el atún puede ser soso si no se cocina bien. Muchas personas se apresuran a tirar el atún en una sartén, añadir algunas especias y comerlo. Aunque eso está bien, también puede ser aburrido. Muy pronto terminarás cansado del atún y querrás volver a otras fuentes de proteína. Afortunadamente, esta receta busca agitar un poco las cosas. Cuando pruebas esta versión increíble de hamburguesas, descubrirás que el atún enlatado no siempre tiene que ser un alimento aburrido.

Son tan deliciosas que tus hijos no tendrán problemas para comer pescado. El atún es una gran fuente de proteínas magras y ácidos grasos omega-3. Esto significa que esta es una receta ideal para cenas familiares y reuniones. Además, es perfecta para los practicantes de keto porque las hamburguesas sólo tienen 2 gramos de carbohidratos por porción. Añade el sabor extra del limón y el eneldo para hacer de este plato un nuevo favorito para todos. Incluso si no eres un gran fanático del atún como proteína, siempre puedes tomar esta receta y sustituir el atún por pollo cocido desmenuzado. Todo funciona igual.

Número de porciones: 8 hamburguesas

Tiempo de preparación: 10 minutos

Tiempo de cocción: 10 minutos

Macros por porción:

- Grasa: 14 g
- Proteína: 22 g
- Carbohidratos: 2 g

Calorías totales por porción: 215 kcal

Ingredientes:

- 560 grs. de atún en lata, escurrido
- ⅓ taza de harina de almendras
- 2 cucharadas de eneldo fresco picado

- 2 cebollas verdes medianas, picadas
- 1 cucharada de cáscara de limón
- ¼ taza de mayonesa
- 1 huevo grande
- 2 cucharadas de aceite de aguacate
- 1 cucharada de jugo de limón
- sal y pimienta a gusto

Preparación:

1. En un recipiente grande, mezcla todos los ingredientes excepto el aceite de aguacate. Revuelve bien hasta que formar una mezcla homogénea. Luego divide la mezcla en 8 partes iguales y forma hamburguesas de 2 cms. de grosor.
2. Prepara una sartén grande y colócala a fuego medio. Añade el aceite de aguacate y deja que se caliente hasta que empiece a hervir. Agrega la mitad de las hamburguesas de atún y cocina hasta que estén doradas. Asegúrate de que las hamburguesas no entren en contacto entre sí. Una vez que la parte inferior de las hamburguesas esté

dorada, voltéalas y repite el proceso del otro lado. Debería tomar de 3 a 4 minutos por lado.

3. Retira las hamburguesas y colócalas sobre un plato forrado con una hoja de papel que absorba el exceso de aceite. Repite el proceso con las hamburguesas restantes.
4. Cubre las hamburguesas con limón y mayonesa como guarnición.

¡A disfrutar!

Huevos rellenos: una delicia para el que sigue la dieta Keto

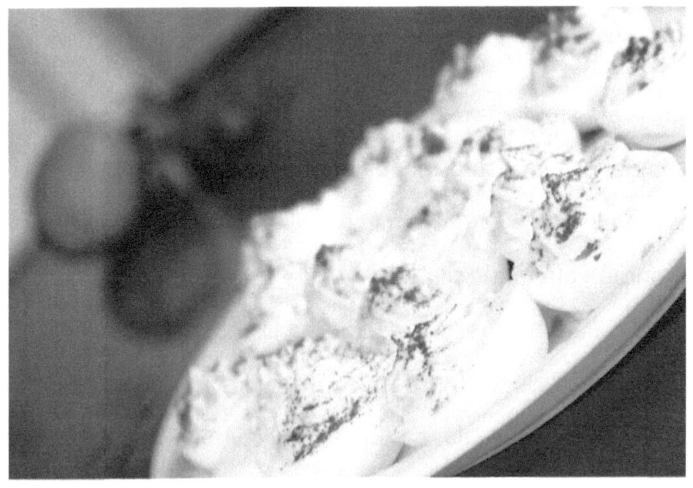

Sea que sólo desees tomar un bocadillo delicioso preparado en casa para cuando tengas hambre u organizar una fiesta para tus amigos, esta receta te será muy útil. Los huevos rellenos serán siempre una comida destacada en cualquier reunión o fiesta. Son interesantes de ver, y también sabrosos. Por supuesto, esta variante keto ofrecerá todo ese gran sabor sin ninguno de los carbohidratos no deseados que pueden sacarte de tu estado de cetosis. A veces, lo único que quieres es poder ir hasta el refgrigerador y comer algo rápido sin tener que preparar nada. Estos huevos rellenos son excelentes para ese momento. Después de prepararlos, puedes dejarlos en ella refrigerador para cuando tengas hambre en el futuro. También son ideales para aperitivos en cenas y reuniones sociales.

Por supuesto, la base de esta receta serán los huevos. Pero los huevos por sí solos pueden volverse sosos y aburridos. Es por eso que una proteína como los camarones pelados o el salmón ahumado también puede incorporarse a la mezcla. Para esta receta en particular, utilizaremos camarones pelados. Agrega una pizca de tabasco a cada huevo relleno para darle más sabor y complejidad al plato. Pero, ¿y la mejor parte? Aportan menos de 1 gramo de carbohidratos por porción.

Número de porciones: 4

Tiempo de preparación: 5 minutos

Tiempo de cocción: 10 minutos

Macros por porción:

- Grasa: 15 g

- Proteína: 7 g
- Carbohidratos: 0,5 g

Calorías totales por porción: 163 kcal

Ingredientes:

- 4 huevos medianos
- 1 cucharadita de salsa picante de tabasco
- ¼ taza de mayonesa
- 8 piezas de camarones cocidos y pelados
- Eneldo fresco
- sal y pimienta a gusto

Preparación:

1. Comienza colocando todos los huevos en una olla grande. Agrega suficiente agua hasta que todos los huevos queden sumergidos, y cubre la olla. Pon la olla a fuego medio y lleva el agua a ebullición.
2. Hiere los huevos de 8 a 10 minutos para asegurarte de que estén duros.

3. Después de que los huevos estén completamente duros, retira los huevos de la olla y colócalos en un baño de hielo durante unos minutos. Deja que los huevos se enfríen antes de pelarlos.
4. Corta los huevos a la mitad de forma transversal y retirar las yemas. Coloca las yemas en un recipiente mediano.
5. Pon las claras de huevo en un plato aparte.
6. Tritura las yemas en el bol y añade la sal, el Tabasco y la mayonesa.
7. Con una cuchara, añade pequeñas cucharadas de las mezclas de yema a las claras de huevo huecas. Cubre la yema con los camarones.
8. Añade eneldo fresco para adornar.

¡A disfrutar!

Palitos de queso envueltos en tocino: bombas pegajosas y cargadas

Si has estado haciendo la dieta keto por un tiempo, probablemente veas un tema aquí. El queso tiende a ser un ingrediente básico en los planes de dieta de muchos practicantes de keto. Es realmente delicioso, ¿no? Excepto para las personas que no toleran la lactosa, el queso es una buena fuente de confort y satisfacción para muchas personas que buscan un buen bocado para comer. De hecho, incluso las personas que son intolerantes a la lactosa estarían dispuestas a arriesgarse a sentirse mal una noche sólo para probar algunos de los increíbles alimentos a base de queso. Y es probable que esta receta de palitos de queso ponga a prueba la disciplina de estos individuos intolerantes a la lactosa. Afortunadamente, para los practicantes de keto tolerantes a la lactosa, es una indulgencia deliciosa de la que no tienes que temer ni sentirte culpable.

¿Acaso olvidamos mencionar que el tocino también está involucrado? Por lo general, cuando se hacen palitos de queso en un sentido tradicional, se agrega pan rallado para preservar la integridad del palito de queso. Sin embargo, el pan rallado es un no rotundo para las personas que están a dieta. Afortunadamente, esta receta elimina definitivamente las migas de pan y, en su lugar, utiliza una gran alternativa: tocino. El tocino es otro de esos alimentos que brindan consuelo y alegría a mucha gente.

Para esta receta en particular, usarás el horno para hornear los palitos de queso. Pero debes saber que, si no tienes acceso a un horno o simplemente no quieres usar uno, puedes usar una sartén.

Probablemente ya estés salivando, así que vayamos directo a la receta.

Número de porciones: 2

Tiempo de preparación: 5 minutos

Tiempo de cocción: 10 minutos

Macros por porción:

- Grasa: 61 g
- Proteína: 34 g
- Carbohidratos: 4 g

Calorías totales por porción: 705 kcal

Ingredientes:

- 225 grs. de queso halloumi
- 170 grs. de rodajas finas de tocino

Preparación:

1. Precalienta el horno a 450 grados F o 225 grados C.
2. Corta el queso en trozos de 8 a 10 partes uniformes.
3. Envuelve cada pedazo de queso en una rebanada de tocino. Trata de cubrir la mayor cantidad de queso posible para evitar que se derrita.
4. Prepara una bandeja para hornear forrada con papel de pergamino o papel manteca. Coloca los palitos de queso en la bandeja para hornear.
5. Coloca la bandeja en el horno y hornea de 10 a 15 minutos, o hasta que se doren. En mitad del tiempo de cocción, voltea los palitos.

¡Disfruta!

Pollo caprese keto: un plato keto delicioso y original

Puede sonar a mucho, pero esta receta rápida y fácil de pollo caprese keto probablemente termine siendo una de tus comidas favoritas para preparar.

Para empezar, es muy sencilla de ejecutar. No tendrás que estresarte tratando de hacer las cosas bien para que este plato sepa bien. Además, el plato es absolutamente delicioso. Comienzas con cinco ingredientes muy sencillos y puedes hacer algo que sabe fantástico y original. De hecho, es posible que termines sintiendo que comes en un restaurante elegante. Además, una de las mejores partes de esta receta es lo poco pretenciosa que es. Si alguna vez decides prepararlo como plato principal para una cena familiar, es probable que a todos terminen adorándolo guste.

El pollo servirá de base para este plato. Y como ya sabes, el pollo es una gran fuente de proteínas. Esto significa que sería un gran plato para los atletas que están buscando una comida alta en proteínas para generar músculo. Pero también sería un gran plato para los niños que necesitan proteínas para crecer y fortalecerse. Al final, nunca te equivocas con el pollo. Por supuesto, la proteína sólo se verá acentuada por la exquisitez del queso y la frescura de los tomates y la albahaca. Por último, lo mejor de este plato es que apenas tiene 1 gramo de carbohidratos por porción. Para que este plato tenga un sabor realmente bueno, trata de asegurarte de que tus ingredientes sean lo más frescos posible.

Número de porciones: 4

Tiempo de preparación: 5 minutos

Tiempo de cocción: 35 minutos

Macros por porción:

- Grasa: 19 g
- Proteína: 36 g
- Carbohidratos: 1 g

Calorías totales por porción: 315 kcal

Ingredientes:

- 5 filetes de muslo de pollo

- 170 grs. de queso mozzarella rebanado
- 1 tomate mediano, cortado en rodajas
- 2 cucharadas de aceite de aguacate
- ¼ taza de albahaca picada
- sal y pimienta a gusto

Preparación:

1. Precalienta el horno a 375 grados F o 190 grados C.
2. Prepara una sartén grande y colócala a fuego medio. Agrega el aceite de aguacate a la sartén y deja que se caliente hasta que empiece a hervir a fuego lento. Sazona los muslos de pollo con sal y pimienta y añádelos a la sartén. Dora los filetes de un lado. Luego voltéalos y dora del otro lado hasta que alcance el mismo color marrón. Debería tomar de 2 a 3 minutos por lado.
3. Coloca los filetes de muslo de pollo en una sola capa en una bandeja para hornear de vidrio. Cubre cada filete con una sola

rebanada de mozzarella y una sola rebanada de tomate encima del queso.

4. Coloca la bandeja en el horno y hornea de 25 a 28 minutos. Hacia el final, el queso debe empezar a derretirse y burbujear. En ese momento, enciende el grill de 2 a 3 minutos para dorar ligeramente el queso. Asegúrate de que el queso no se cocine demasiado o se queme.
5. Retira el pollo del horno y adorna con albahaca fresca.

¡A disfrutar!

Bocadillos rellenos de hongos: una delicia saludable para el que busca bocadillos de forma constante

Enfrentémoslo: a muchos de nosotros nos encanta comer bocadillos. Muchas veces, las personas aumentan de peso cuando no controlan el número de calorías que consumen diariamente. Esto puede solucionarse fácilmente ajustando el tamaño de las porciones de las comidas principales del día. Sin embargo, para la mayoría de las personas, a lo largo del día las calorías vienen en forma de bocadillos. Claro, puedes desayunar fruta pero luego buscas la bolsa de Cheetos en mitad de la tarde. Obviamente, comer bocadillos puede ser un hábito muy peligroso. Pero el mayor problema con los bocadillos es que dejar de comerlos no es fácil. De hecho, muchas personas pueden comer alimentos al azar sin pensarlo dos veces. Es en ese momento que todas esas calorías se acumulan y pueden conducir a un aumento de peso.

Por eso, cuando estás a dieta, tienes que asegurarte de estar atento a tus hábitos respecto de comer bocadillos. Querrás limitar los refrigerios tanto como sea posible para evitar ingerir calorías malas. Sin embargo, si no puedes dejar el hábito, puedes recurrir a opciones más saludables para tus refrigerios. Ahí es precisamente donde entra en juego esta receta. Sea que estés practicando keto o no, esta receta será genial para ti. Puedes preparar un montón de bocadillos de hongos y guardarlos en el refrigerador para cuando tengas hambre. También son excelentes aperitivos a la hora de entretener a un grupo grande de personas. Se trata esencialmente de tres ingredientes principales: tocino, hongos y queso. El resto de los ingredientes está diseñados para resaltar aún más la riqueza del queso, la salinidad del tocino y la textura de las setas.

Número de porciones: 4

Tiempo de preparación: 5 minutos

Tiempo de cocción: 20 minutos

Macros por porción:

- Grasa: 46 g
- Proteína: 12 g
- Carbohidratos: 5 g

Calorías totales por porción:

Ingredientes:

- 225 grs. de tocino picado
- 12 hongos portobello
- 200 grs. de queso crema
- 2 cucharadas de mantequilla
- 3 cucharadas de cebollino picado
- 1 cucharadita de pimentón en polvo
- sal y pimienta a gusto

Preparación:

1. Precalienta el horno a 400 grados F o 200 grados C.
2. Prepara una sartén y colócala a fuego medio-alto. Mientras esperas a que la sartén se caliente, corta el tocino en trozos pequeños. Añade el tocino a la sartén y fríe hasta que los trozos estén crujientes.

3. Retira el tocino de la sartén y guárdalo en otro plato, pero conserva la grasa del tocino.
4. Prepara los hongos quitando los tallos y picándolos finamente. Saltea los tallos de los hongos en la grasa del tocino. De ser necesario, añade mantequilla.
5. Mientras los tallos de los hongos se cocinan, prepara una bandeja para hornear y engrásala. Una vez que la bandeja esté completamente engrasada, coloca las cabezas de los hongos en ella.
6. En un recipiente grande, mezcla los trozos de tocino y los tallos de hongos picados junto con los demás ingredientes. Rellena cada hongo.
7. Hornea durante 20 minutos, o hasta que los hongos comiencen a dorarse.

¡Que los disfrutes!

Chocolate caliente keto : confort keto en una taza

Para la receta final, mezclaremos un poco las cosas. En lugar de preparar una comida típica para el que sigue la dieta keto, haremos una pequeña recreación de una bebida clásica. El chocolate caliente es una bebida a la que recurren muchas personas cuando sienten frío o hace mal tiempo. Por supuesto, no es difícil imaginar por qué este sería uno de esos clásicos de la comodidad. Es esencialmente chocolate en forma de líquido caliente, Y hay algo muy reconfortante en una bebida con sabor a chocolate.

Sin embargo, todos sabemos que el chocolate típico está cargado de azúcar y carbohidratos. Esta es la razón por la que muchos de los practicantes de keto sienten nostalgia cuando siguen dietas bajas en carbohidratos. Terminarían perdiendo las comodidades del chocolate caliente lleno de carbohidratos, especialmente durante las estaciones más frías. Bueno, con esta receta, puedes convertir tu nostalgia en realidad. Disfruta de una taza de chocolate caliente y relájate sabiendo que no comprometerás tu estado cetogénico. ¡Una sola porción de este chocolate caliente keto tiene menos de 200 calorías!

Número de porciones: 4

Tiempo de preparación: 5 minutos

Tiempo de cocción: 5 minutos

Macros por porción:

- Grasa: 18 g
- Proteína: 2 g
- Carbohidratos: 4 g

Calorías totales por porción: 193 kcal

Ingredientes:

- 170 grs. de chocolate negro sin azúcar
- ½ taza de leche de almendras sin azúcar
- ½ taza de crema espesa
- ½ cdita extracto de vainilla
- 1 cda. de eritritol o cualquier otro edulcorante compatible con keto (opcional)

Preparación:

1. Prepara una cacerola y colócala a fuego medio.
2. Agrega la leche de almendras, la crema y el edulcorante de tu preferencia a la cacerola y

calienta a fuego lento hasta que hierva. Una vez que empiece a hervir, retira la sartén del fuego.

3. Agrega el extracto de vainilla y el chocolate a la mezcla y combina bien todos los ingredientes.
4. Vierte el chocolate en tazas y sirve.

¡A disfrutar!

Conclusión

Al final del día, el camino hacia la salud y el bienestar es largo y sinuoso. No vivirás necesariamente los momentos más fáciles. Nadie garantiza que encontrarás el éxito de inmediato, ni siquiera que encontrarás el éxito en absoluto. Sin embargo, siempre y cuando hagas las cosas bien y tu corazón esté en el lugar correcto, te sentirás satisfecho. No muchas personas se dan cuenta de que la inversión más importante que podemos hacer es en nuestra salud y bienestar personal. Mucha gente dirá que hacer dieta y comer alimentos saludables es costoso. Bueno, ese podría ser el caso. Sin embargo, el dinero que gastas en tomar decisiones saludables no cuesta nada si lo comparas con la cantidad de dinero que gastas en facturas médicas si te enfermas como resultado de llevar una vida poco saludable. En última instancia, estar sano es un estado de ánimo. Por más cliché que parezca, tu salud no está determinada por las grandes decisiones que tomas. Tu salud y estado físico se componen de las pequeñas decisiones que tomas a diario. Levantarte temprano para correr 5k es tu decisión. Renunciar o no a esa rebanada de pastel de chocolate y elegir a cambio una taza de té es tu elección. Son las pequeñas decisiones como estas las que, en última instancia, determinan tu estado general de salud y bienestar.

No tengas ninguna duda al respecto. Ponerse en forma y saludable es todo lo complicado que puede ser. Son muchas las variables que entran en juego y muchas las cosas que hay que tener en cuenta. Sin embargo, la única área en la que no puedes permitirte el lujo de equivocarte es en la nutrición. Es muy importante que prestes mucha atención a los alimentos que consume diariamente. Claro, este libro de cocina podría abogar por las recetas keto. Pero al final del día, necesitas encontrar una dieta que funcione mejor para ti. Y si sucede que encuentras el placer y el éxito bajo el estilo de vida keto, entonces espero que este libro te haya ayudado.

Uno de los mayores retos que enfrentan las personas que hacen dieta es cocinar. La verdad es que la mejor manera de prestarle atención a la comida que ingieres es cocinándola tú mismo. Sin embargo, no todas las personas tienen habilidades culinarias de calidad mundial. Y no todas las personas tendrán los recursos prácticos para que un chef dedicado prepare sus comidas. Esta es precisamente la razón por la que existe este libro de cocina (y muchos otros similares). Está dedicado a las personas que buscan mantenerse saludables sin tener que preocuparse por principios culinarios complicados. No tienes que tener el equipo de cocina más elegante del mercado; las recetas destacadas en este libro pueden ser ejecutadas con un equipo doméstico promedio. No deberías tener que recurrir a sentirte intimidado por recetas complejas en tu camino hacia la salud y el bienestar. La comida que comes debe ser la menor de tus preocupaciones.

El mero hecho de que hayas adquirido un libro como este es una victoria en sí. Muestra que sientes un descontento general con el estado de tu vida y tu nutrición. Y también muestra que tienes la voluntad de tratar de mejorar tu estado de vida. Habida cuenta de ello, ya has realizado progresos sustanciales. Ya has dado un paso adelante para convertirte en la persona que quieres ser. Con suerte, a partir de este libro habrás reunido información sustancial que podría ayudarte a alcanzar tus metas y sueños personales.

La mayoría de nosotros percibe la comida como una fuente de consuelo. Es más que algo que necesitamos consumir para sobrevivir. La comida es una entidad lo suficientemente poderosa como para definir culturas y unir a las personas. La relación que las personas tienen con los alimentos será importante siempre. Y para que tu dieta sea sostenible, es importante que realmente disfrutes de los alimentos que comes y encuentres satisfacción en ellos. De seguro puedes aguantar unos días siguiendo una dieta que no disfrutas. Sin embargo, cuando se trata de mantenerse saludable durante años, es muy importante que tu relación con los alimentos sea saludable y sostenible. Por lo tanto, aunque necesitas prestar mucha atención a lo que comes, tampoco debes privarte de la alegría que la comida puede traer. Es por eso que los libros de cocina como este pueden ayudarte cuando estás a dieta. Seguir la dieta keto no significa perder el privilegio de disfrutar de tus comidas.

Una vez más, el camino para estar en forma y saludable no es fácil. Pero con suerte, este libro de cocina ayudará a que ese proceso sea más fácil, más agradable y mucho más sabroso.

Dieta Keto para la diabetes tipo 2

Cómo controlar la diabetes tipo 2 con la dieta Keto, ¡más recetas saludables, deliciosas y fáciles!

Por Amy Moore

Introducción: Controlar la diabetes tipo 2 a través de la dieta Keto

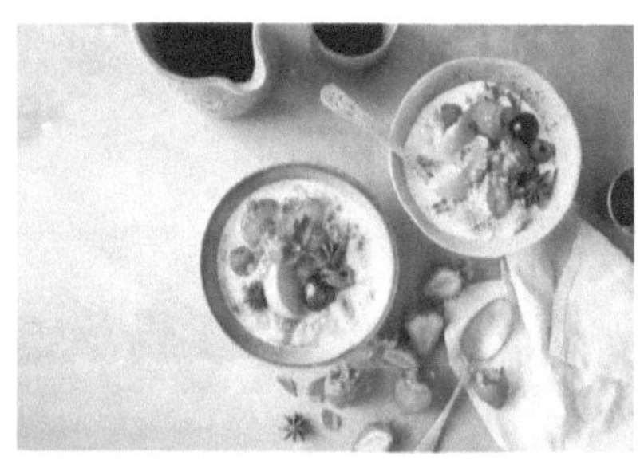

Si padeces diabetes tipo 2, sabes que controlar tu dieta puede ser un desafío. La dieta cetogénica se ha convertido en una de las dietas más populares del mundo y por una buena razón. Esta dieta maravillosa ofrece muchos beneficios para la salud, uno de los cuales es la mejora de la diabetes tipo 2.

Si eres una persona que padece diabetes tipo 2, ¡esta es una gran noticia para ti! Este libro trata sobre la dieta cetogénica y sobre cómo controlar tu afección siguiéndola. Felicitaciones por tomar una de las mejores decisiones de tu vida. Tu deseo de hacer un cambio saludable adoptando esta dieta te permitirá controlar tu condición de manera más efectiva. Con este libro, descubrirás lo fácil que es seguir la dieta cetogénica y continuarla a largo plazo.

En la primera parte de este libro, presentaremos información básica sobre la diabetes tipo 2: qué es, las causas, los factores de riesgo y los síntomas de la afección, y cómo la dieta cetogénica puede influir en ella. Aunque ya sabes que padeces diabetes tipo 2, este capítulo puede ayudarte a entender mejor tu condición. Comprender en profundidad tu condición, y cómo la dieta keto la afectará, te dará una mejor idea de cómo seguir la dieta cetogénica de forma adecuada para maximizar los resultados beneficiosos.

A continuación, aprenderás más sobre la dieta cetogénica en sí. Esta dieta, abreviada keto, es una dieta baja en carbohidratos y alta en grasas, que incluye cantidades moderadas de proteínas. Aunque esta dieta fue desarrollada originalmente para el tratamiento de la epilepsia, ahora es una de las dietas de moda en el mundo. El segundo capítulo de este libro te proporciona información práctica y efectiva para que sigas la dieta de manera correcta. Aprenderás qué tipos de alimentos puedes comer, qué tipos de alimentos debes evitar e incluso algunos consejos prácticos para ayudarte.

Luego hay una sección sobre cómo cocinar en la dieta cetogénica. Aunque cocinar keto no difiere mucho de cocinar en una dieta regular, hay algunas cosas que debes tener en cuenta, como los ingredientes comunes y los sustitutos compatibles con keto que puedes usar para los platos, así como el beneficio de aprender a planificar las comidas. Esta es una parte importante de la dieta cetogénica, ya que te ayuda a seguir con tu dieta de manera más consistente al proporcionarte opciones saludables y sabrosas para todas tus comidas a lo largo del día.

La segunda parte de este libro está llena de recetas simples, saludables y deliciosas que puedes preparar en tu cocina. Sea que decidas comenzar a planificar tus comidas o no, saber cómo preparar estos platos te beneficiará de diferentes maneras. Primero, empezamos con recetas para el desayuno. Todas las recetas de este capítulo son sencillas, deliciosas y están llenas de ingredientes saludables. El desayuno es la comida más importante del día, por lo que si tienes tiempo, puedes practicar la elaboración de estos platos para experimentar de primera mano lo maravilloso que es seguir la dieta keto.

Luego aprenderás varias recetas para el almuerzo y la cena. Las recetas incluidas en este libro son tan versátiles que puedes disfrutarlas en diferentes comidas dependiendo de tu plan para el día. Puedes intercambiar fácilmente las recetas del almuerzo y la cena que aparecen en este libro, sea que desees un almuerzo abundante y una cena ligera o un almuerzo ligero y una cena abundante. De cualquier manera, estas recetas son tan fáciles que incluso podrías disfrutar cocinando cada vez más, lo cual a su vez ayuda a que la dieta sea más fácil de seguir.

Esta puede ser una sorpresa para ti; mientras estés en keto, puedes disfrutar algunos postres aun si padeces diabetes tipo 2. Aunque la dieta cetogénica recomienda que evites el azúcar tanto como sea posible, existen muchos tipos de sustitutos del azúcar que puedes usar. Y estos sustitutos del azúcar se pueden utilizar fácilmente para reemplazar los ingredientes en las recetas de postres tradicionales, tal como lo hemos hecho para ti. Al igual que con las recetas del almuerzo y la cena, las recetas de postres y bocadillos también pueden ser intercambiadas. Esto significa que puedes disfrutar de los postres como bocadillos dulces y de las recetas de bocadillos como postre después de tus comidas. Las recetas de postres y bocadillos incluidas en este libro seguramente te entusiasmarán, ya que son fáciles de preparar, deliciosas y sólo se elaboran con ingredientes keto permitidos por la diabetes.

Aunque es raro y difícil revertir completamente la diabetes tipo 2, no es algo imposible, especialmente si mejoras tu estilo de vida y sigues la dieta cetogénica. Se trata de un concepto que cuenta con el apoyo de expertos en investigación y médicos. A lo largo de este libro, aprehenderás información que te ayudará a manejar mejor tu condición. Atrás quedaron los días en que tenías que preguntarte qué alimentos debías comer, qué alimentos debías evitar y cuál era la mejor dieta para mejorar tu condición. Si estás listo para enriquecer tu vida, ¡comencemos!

Capítulo 1: La diabetes tipo 2 y la dieta cetogénica

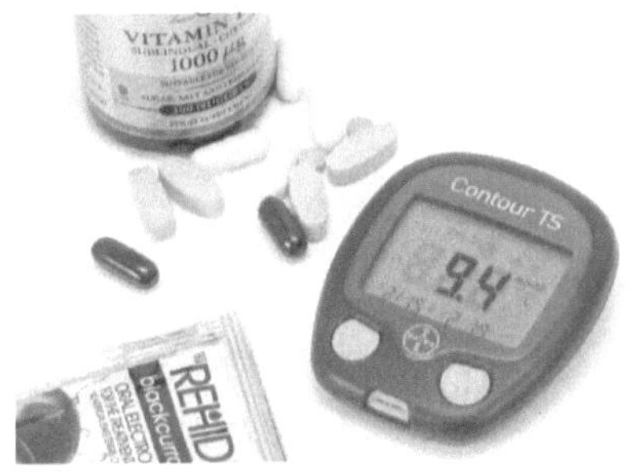

La mayoría de las dietas recomendadas para las personas que padecen diabetes tipo 2 se centran en la pérdida de peso. Esto es importante porque la mayoría de las personas que padecen esta afección generalmente son obesas o tienen sobrepeso. Sabiendo esto, puedes preguntarte por qué la dieta cetogénica sería adecuada cuando se centra en consumir alimentos ricos en grasas. Si bien es cierto que la dieta cetogénica es baja en carbohidratos y alta en grasas, tiene el potencial de cambiar la manera en que tu cuerpo utiliza la energía y almacena las grasas, aliviando así los síntomas de tu condición.

Seguir la dieta cetogénica correctamente convierte tu cuerpo en una máquina para quemar grasa. Esto, a su vez, puede ayudar a mejorar tus niveles de azúcar en sangre, por lo que no tendrás que depender demasiado de la insulina. Pero como se trata de un tipo especial de dieta, conlleva una serie de riesgos. Por lo tanto, se recomienda que hables con tu médico antes de empezar a seguir la dieta. Después de aprender una gran cantidad de información útil con este libro, puedes tener una conversación bien informada con tu médico sobre la dieta y sobre cómo seguirla correctamente.

El objetivo principal de la dieta keto es forzar a tu cuerpo a empezar a quemar grasa para obtener energía en lugar de glucosa o carbohidratos. Al seguir esta dieta única, obtendrás la mayor cantidad de combustible de los alimentos ricos en grasas que consumas, mientras que muy poca energía provendrá de los carbohidratos mínimos que consumas. Aunque la dieta keto recomienda opciones de alimentos ricos en grasas, esto no significa que debas comer cualquier tipo de grasas. Seguir la dieta correctamente significa enfocarte en grasas saludables de fuentes alimenticias integrales y saludables.

Incluso si no sigues la dieta cetogénica, tu médico puede recomendarte que limites tu ingesta de carbohidratos, para así manejar tu condición de manera más efectiva. Este paso es crucial ya que el cuerpo convierte los carbohidratos en azúcar y, cuando se consumen grandes cantidades de carbohidratos se producen picos en los niveles de azúcar en sangre, lo que no es bueno cuando padeces diabetes tipo 2. Sin embargo, cuando sigues la dieta keto, puedes experimentar una reducción en tus niveles de azúcar en sangre.

En el pasado, una de las dietas bajas en carbohidratos más populares recomendada para la diabetes era la dieta Atkins. Sin embargo, no es tan efectiva como la keto para controlar la afección. La dieta Atkins es una dieta alta en proteínas y baja en carbohidratos que existe desde la década de 1970. A menudo se ha recomendado como una manera efectiva para perder peso y tratar una amplia gama de afecciones de salud, incluida la diabetes tipo 2. Sin embargo, el cuerpo también puede convertir las proteínas en glucosa. Esto es lo que hace que la dieta cetogénica sea mejor: sólo recomienda el consumo de cantidades moderadas de proteínas. De esta manera, tu cuerpo se enfoca en quemar grasa como su principal fuente de combustible.

Por sencilla que parezca la dieta cetogénica, requiere un control cuidadoso. Una parte importante de la dieta es contar tus macros para asegurarte de estar consumiendo todo lo que necesitas para mantenerte saludable y en los porcentajes apropiados. Luego, también debes observar cómo tu cuerpo reacciona a los cambios en tu dieta. De esta manera, puedes hacer ajustes a tu dieta según sea necesario para asegurarte de obtener todos los beneficios que esta dieta tiene para ofrecer.

Qué es la diabetes tipo 2

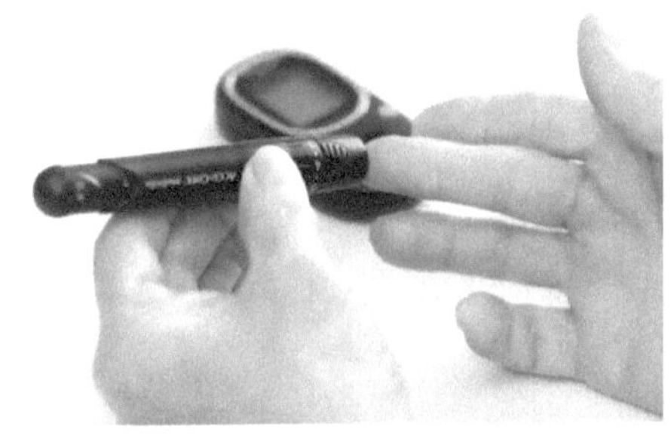

La diabetes es un tipo de afección crónica en la que los niveles de glucosa o azúcar se acumulan constantemente en la sangre. La insulina, una de las hormonas del cuerpo, ayuda a transportar la glucosa que se utilizará como fuente de energía desde el torrente sanguíneo hasta las diferentes células. Cuando padeces diabetes tipo 2, las células de tu cuerpo no responden bien a la insulina. A medida que la afección se vuelve más aguda, tu cuerpo también comienza a producir menos insulina. Si no se controla y no se trata, la diabetes tipo 2 puede llevar a niveles de glucosa en sangre crónicamente altos, lo que a su vez causa síntomas adversos y complicaciones graves.

La buena noticia es que la diabetes tipo 2 se puede controlar de manera efectiva haciendo algunos cambios saludables en tu dieta y estilo de vida. Los médicos recomendarán la frecuencia con la que debes controlar tus niveles de glucosa en sangre para asegurarte de que se mantengan siempre dentro de un rango seguro. Aparte de la dieta cetogénica, he aquí algunos consejos generales que pueden ayudarte a controlar tu afección:

- Haz ejercicio de forma regular.
- Come a intervalos regulares y evita saltarte comidas tanto como sea posible.
- Consume alimentos integrales ricos en fibra para ayudar a estabilizar tus niveles de glucosa en sangre.
- Evita comer en exceso. Presta atención a tu cuerpo para dejar de comer tan pronto te sientas satisfecho.

El hecho de que padezcas diabetes tipo 2 no significa que automáticamente tengas que tomar insulina. El único momento en que tu médico recomendará esta forma de tratamiento es cuando tu cuerpo, específicamente tu páncreas, no sea capaz de producir suficiente cantidad de esta hormona. Si tu médico recomienda que te inyectes insulina, asegúrate de saber cómo hacerlo de manera adecuada.

Tienes suerte si los cambios en la dieta y el estilo de vida son suficientes para controlar tu condición y evitar que empeore. Pero si no, es posible que tengas que tomar algunos medicamentos específicos que te ayuden a controlar aún más tu afección, o te ayuden a mejorarla. Algunos de esos medicamentos son:

9. **Dipeptidil** para ayudar a reducir los niveles de glucosa en sangre.

10. **Péptido 1 similar al glucagón (GLP-1)** para ayudar a reducir los niveles de glucosa en sangre y ralentizar el ritmo de la digestión.

11. **Meglitinidas** para estimular el páncreas a que libere más insulina.

12. **Metformina** para reducir los niveles de glucosa en sangre y mejorar la sensibilidad a la insulina.

13. **Cotransportador de sodio-glucosa tipo 2 (SGLT-2)** para prevenir la reabsorción de glucosa por riñones y luego excretarla en la orina.

14. **Sulfonilureas** para ayudar al cuerpo a producir más insulina.

15. **Tiazolidinedionas** para aumentar la sensibilidad a la insulina.

Al igual que con otros tipos de medicamentos, estos pueden

causar una serie de posibles efectos secundarios. Por ello, es posible que tengas que probar algunos medicamentos, y combinaciones de medicamentos, para ver cuáles son los más efectivos en el tratamiento de tu afección.

En algunos casos, puedes requerir un tratamiento conocido como terapia de insulina. Tu médico puede recomendártelo si tu cuerpo no puede producir suficiente insulina. Para esta opción de tratamiento, es posible que necesites aplicarte una inyección de acción prolongada por la noche, o varias dosis de insulina a lo largo del día.

Aunque no siempre es posible prevenir esta afección, existen algunas formas de retrasar o ralentizar su desarrollo. Para ello, es posible que tengas que hacer algunos cambios:

6. Dieta (prueba keto - ¡es realmente efectiva!)

7. Rutina de ejercicios (si no tienes una, ¡comienza ahora!)

8. Control de peso (si tienes sobrepeso u obesidad, ¡intenta perder peso!)

Causas, factores de riesgo y síntomas de la diabetes tipo 2

La diabetes tipo 2 es una afección difícil que afecta principalmente la forma en que el cuerpo metaboliza la glucosa o el azúcar, la principal fuente de combustible del cuerpo. Cuando padeces esta afección, suceden dos cosas: tu cuerpo no puede producir cantidades adecuadas de insulina, o tu cuerpo resiste los efectos de esta hormona. En el pasado, la diabetes tipo 2 se denominaba "diabetes del adulto". Sin embargo, en estos días, cada vez más niños son diagnosticados con esta afección, la mayoría de los cuales son obesos o tienen sobrepeso.

Lamentablemente, no existe una cura permanente para esta afección. Pero lograr un peso saludable, seguir una dieta adecuada y hacer ejercicio regularmente pueden ayudarte a controlar la diabetes tipo 2 de manera más efectiva. Al igual que con otras afecciones, hay ciertos síntomas que puedes manifestar si padeces diabetes tipo 2. Si sabes que tienes un riesgo alto de desarrollar esta afección, debes estar atento a los siguientes síntomas:

8. Tener hambre o sed todo el tiempo.

9. Orinar con frecuencia.
10. Pérdida de peso repentina e involuntaria.
11. Debilidad o fatiga.
12. Llagas y heridas que sanan lentamente.
13. Visión borrosa.
14. Infecciones frecuentes.
15. Oscurecimiento de la piel en algunas zonas, especialmente en el cuello y las axilas.

Si notas alguno de estos síntomas y no ves ninguna causa obvia, haz que un médico te revise de inmediato para obtener un diagnóstico adecuado. Aunque la causa exacta de la diabetes tipo 2 se desconoce, existen ciertos factores que pueden contribuir a su desarrollo. Los factores de riesgo más comunes incluyen:

- **Edad**

A medida que envejeces, el riesgo de desarrollar la afección aumenta, especialmente cuando alcanzas los 45 años o más. Una razón posible es que cuando las personas llegan a esta edad, tienden a ganar más peso, hacer menos ejercicio y perder masa muscular de forma natural. Sin embargo, la incidencia de diabetes tipo 2 también ha aumentado drásticamente entre los adultos jóvenes, los adolescentes y los niños.

- **Historia familiar**

Si tienes un hermano, padre u otro pariente cercano con diabetes tipo 2, también puedes tener un riesgo mayor de padecer el trastorno.

- **Distribución de la grasa**

Almacenar la mayor parte de la grasa corporal en tu abdomen aumenta el riesgo de la afección, en comparación con la acumulación de grasa corporal en tus muslos, caderas o cualquier otra parte del cuerpo.

- **Diabetes gestacional**

Cuando las mujeres embarazadas desarrollan esta afección durante el embarazo, también aumenta su riesgo de desarrollar diabetes tipo 2. Lo mismo sucede cuando una mujer da a luz a un bebé que pesa más de 4 kilos.

- **Estilo de vida sedentario**

Cuanto más sedentario sea tu estilo de vida, mayor será el riesgo de desarrollar esta afección. Mantenerte físicamente activo te ayuda a mantener un peso saludable dado que utilizar tu energía, mejorando así tu sensibilidad a la insulina.

- **Obesidad**

Este es uno de los principales factores de riesgo para la enfermedad. Por supuesto, no tienes que ser obeso o tener sobrepeso para padecer diabetes tipo 2.

- **Síndrome de ovario poliquístico (SOPQ)**

Esta condición se caracteriza comúnmente por el crecimiento excesivo del vello, la obesidad y períodos menstruales irregulares. Tener esta afección también es un factor de riesgo para la diabetes tipo 2.

- **Prediabetes**

Es una condición asociada por la cual tus niveles de azúcar en sangre son más altos de lo normal pero no lo suficiente para ser diagnosticado con diabetes. Si no se controla y se trata, esta afección puede progresar a diabetes tipo 2.

- **Raza**

Los expertos en salud no saben verdaderamente por qué las

personas de ciertas razas son más susceptibles a esta afección. Tales razas incluyen a los asiáticoamericanos, afroamericanos, indios americanos e hispanos.

Es importante que busques tratamiento inmediato cuando sabes que padeces esta condición. De lo contrario, podrías experimentar las muchas complicaciones que pueden ocurrir cuando la afección no se trata. Algunas de las complicaciones más comunes de la diabetes tipo 2 son:

- Enfermedad de Alzheimer
- Enfermedades de los vasos sanguíneos y el corazón
- Daño ocular
- Discapacidad auditiva
- Daño renal
- Daño nervioso, especialmente los nervios responsables de la digestión
- Neuropatía o daño nervioso
- Infecciones de la piel y otros problemas
- Apnea del sueño

- Cicatrización muy lenta de ampollas, cortes, heridas y llagas

¿Cómo influye la dieta cetogénica en la diabetes tipo 2?

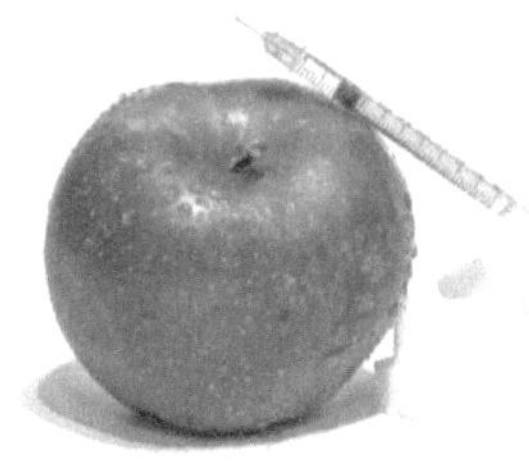

Ahora que tienes una mejor comprensión de la diabetes tipo 2, es hora de aprender cómo la dieta cetogénica puede afectar la condición. Como se mencionó anteriormente, es posible controlar esta afección haciendo algunos cambios en tu dieta y estilo de vida. En cuanto a tu dieta, una de las cosas más significativas que puedes hacer para mejorar tu diabetes tipo 2 es seguir la dieta cetogénica, un tipo único de dieta alta en grasas y baja en carbohidratos, que permite un consumo moderado de proteínas.

La investigación y la evidencia sugieren que esta dieta puede ser altamente beneficiosa para cualquier persona que padezca diabetes tipo 2. Los alimentos ricos en carbohidratos como la leche, el arroz, las frutas con almidón, el pan y la pasta son muy comunes en las dietas tradicionales. Cuando sigues una dieta en la que comes muchos de estos alimentos, tu cuerpo utiliza la insulina para transportar la glucosa de estos alimentos desde tu torrente sanguíneo a las diferentes células del cuerpo para utilizarla como energía.

Desafortunadamente, debido a tu condición, tu cuerpo no puede producir cantidades adecuadas de insulina o no la utiliza de manera correcta. Cualquiera de las afecciones influye en la forma en que tu cuerpo utiliza los carbohidratos, lo que a su vez hace que experimentes picos frecuentes en tus niveles de azúcar en sangre. Esto significa que siempre que consumas comidas con un alto contenido de carbohidratos, es posible que tus niveles de glucosa en sangre se disparen.

La buena noticia es que el concepto principal de la dieta cetogénica es limitar la ingesta de alimentos ricos en carbohidratos y azúcar. Por ello, al seguir la dieta puedes:

- Reducir tu riesgo de desarrollar diabetes tipo 1 y tipo 2, si aún no la padeces.
- Mejorar el control glucémico de tu cuerpo si ya padeces esta enfermedad.
- Perder peso, lo que trae muchos otros beneficios para la salud.

Tomar la decisión de seguir la dieta keto significa que también estás tomando la decisión de abandonar tus hábitos alimenticios ricos en carbohidratos. Después de algún tiempo - cuando hayas "matado de hambre" de carbohidratos a tu cuerpo - el mismo se verá obligado a descomponer los alimentos grasos que comas e incluso las reservas de grasa que tu cuerpo almacena como combustible. Este es un proceso metabólico natural que resulta de la dieta cetogénica y se conoce como cetosis. Cuando alcanzas un estado de cetosis, tu cuerpo comienza a producir cuerpos cetónicos o "cetonas" como combustible.

A largo plazo, esta dieta puede ayudarte a controlar tus niveles de azúcar en sangre de manera más efectiva. Esta dieta es beneficiosa para la diabetes tipo 2 porque ayuda a reducir estos niveles y los mantiene saludables. Además, la restricción de carbohidratos ayuda a eliminar la ocurrencia de picos grandes y frecuentes en tu azúcar en sangre, reduciendo así la necesidad de insulina.

A medida que tus niveles de azúcar en sangre disminuyen, tu médico puede reducir el número de medicamentos que necesitas tomar. Este es uno de los beneficios más importantes de la dieta, porque muchos de los medicamentos que se toman para esta afección pueden tener efectos secundarios. Sin embargo, nunca debes reducir o dejar de tomar tus medicamentos para la diabetes por tu cuenta. Tu médico es quien debe tomar la decisión en función de cómo tu cuerpo se beneficia de la dieta y de la mejora que hayas experimentado gracias a ella.

También es importante tener en cuenta que si te estás sometiendo a una terapia de insulina, ir a keto podría no ser la mejor opción para ti, ya que podría aumentar tu riesgo de desarrollar una afección conocida como hipoglucemia. Lo mismo se aplica cuando estás tomando diferentes tipos de medicamentos. En tales casos, habla con tu médico antes de comenzar la dieta cetogénica. De esta manera, podrás combinar el conocimiento aprendido en este libro con la información que tu médico compartirá contigo. Juntos pueden idear un plan de dieta keto especializado para mejorar tu condición.

Debido a que la dieta cetogénica básicamente convierte tu cuerpo en una máquina eficiente para quemar grasa, la pérdida de peso también es uno de los beneficios más comunes de esta dieta. Si eres obeso o tienes sobrepeso y esto ha empeorado tu condición, oha contribuido a su desarrollo, te alegrará saber que puedes perder una cantidad significativa de peso con esta dieta. Esto es especialmente cierto si la sigues de manera correcta. Cuando pierdes peso, puedes mejorar tu control glucémico, la distribución de energía y el bienestar general.

Capítulo 2: Seguir la dieta cetogénica

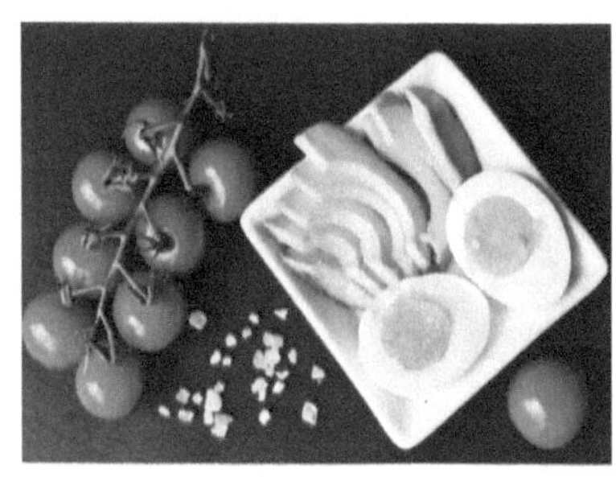

Si te interesa seguir la dieta cetogénica en beneficio de tu condición, entonces debes aprender todos los fundamentos de keto. Educarte es un paso importante porque te permitirá seguir la dieta correctamente, algo crucial si deseas maximizar todos los buenos beneficios que esta dieta tiene para ofrecer. Esta dieta baja en carbohidratos y alta en grasas se ha vuelto muy popular en los últimos años debido a sus beneficios para la salud, como la pérdida de peso, la mejora general de la salud y más. Sin embargo, al comenzar la dieta puedes sentirte abrumado, especialmente si estás acostumbrado a una dieta alta en carbohidratos que incluye una gran cantidad de alimentos procesados, empaquetados y listos para consumir.

Para comenzar con éxito la dieta, y seguirla a largo plazo, debes conocer los tipos de alimentos que debes comer y los que debes evitar. Esta información es la base de la dieta cetogénica y conocerla es esencial. Afortunadamente, ¡aprenderás toda esta información básica en este capítulo! Aquí encontrarás qué tipo de alimentos puedes comer, qué tipo de alimentos debes eliminar o restringir de tu dieta, e incluso algunos consejos prácticos sobre la dieta keto que te ayudarán. Esta información te dará una idea más clara de cómo es en realidad la dieta.

Alimentos para comer en la dieta cetogénica

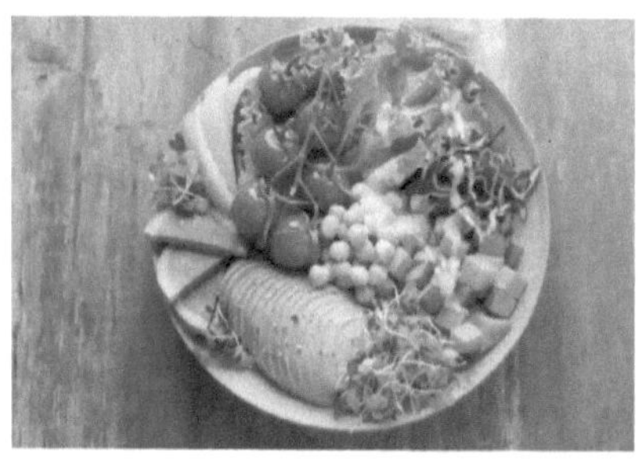

Básicamente, la dieta keto recomienda comer alimentos ricos en grasas, con un mínimo de carbohidratos y cantidades moderadas de proteínas. Si es la primera vez que intentas seguir una dieta, entonces restringir tu ingesta de carbohidratos puede ser lo más desafiante, aunque no imposible. Tenemos más buenas noticias para ti: cuanto más tiempo sigas la dieta cetogénica, menos antojos tendrás de los alimentos que debes evitar.

En general, cuando sigues la dieta cetogénica, el 75% de tus calorías diarias deben provenir de grasas, el 20% de proteínas y sólo el 5% de carbohidratos. Significa que sólo comerías unos 30 gramos de carbohidratos al día. Si deseas alcanzar y mantener la cetosis, es importante que sigas estos porcentajes de macros de manera consistente cada día. Nunca es una buena idea seguir la dieta un día y consumir muchos carbohidratos al día siguiente. Esto no sólo confundirá a tu cuerpo, sino que también generará picos en tus niveles de azúcar en sangre. Para darte una mejor idea de qué alimentos comer en keto, aquí tienes una lista general:

- **Bayas**

En la dieta cetogénica, la mayoría de los tipos de frutas no son recomendables, sobre todo porque contienen muchos carbohidratos y azúcar. Sin embargo, las bayas son la excepción a la regla. Aunque las bayas tienen un sabor agradablemente dulce, son bajas en carbohidratos y altas en antioxidantes y fibra. Puedes disfrutar de un puñado de bayas como bocadillo o incluso incluirlas en tus recetas. Algunos ejemplos de bayas son:

4. Arándanos
5. Cerezas
6. Arándanos rojos
7. Moras
8. Frambuesas
9. Fresas

- **Colágeno**

Si necesitas un aumento extra de proteína, puedes obtenerla del colágeno, preferentemente de la variedad alimentada con pasto. Por lo general, se presenta en forma de polvo y puede mezclarse en cualquier receta o bebida para añadir proteínas sin cambiar el sabor.

- **Lácteos**

Debido a que los productos lácteos son ricos en grasas, su consumo es recomendado en la dieta keto, sólo asegúrate de conocer el contenido exacto de carbohidratos de los productos lácteos que consumes en cada comida. El queso es un tipo de lácteo que tiene un alto contenido de grasa. La mayoría de los tipos de queso contiene más del 30% de grasa, lo que lo hace ideal para keto. El queso también contiene buenas cantidades de proteínas y calcio, que son esenciales. Una cuestión que debes tener en cuenta es el tamaño de las porciones de queso que consumes.

Contar macros es importante en keto, y debes saber que hay algunos tipos de queso que pueden contener hasta un 30% de la dosis diaria recomendada de grasas saturadas. Así que si incluyes queso en tu dieta, limita las porciones. Los mejores tipos de queso para keto son los duros como el feta, el cheddar, el parmesano o el suizo, y los quesos blandos como el queso azul, el Monterey Jack, el brie o la mozzarella.

Otra gran opción láctea para keto es el yogur griego natural, ya que contiene buenas cantidades de calcio y proteínas. Asegúrate de conseguir la variedad simple, porque los yogures con sabor suelen tener un contenido alto de azúcar. Además de ser adecuado para la dieta keto, el yogur griego también ayuda a perder peso al reducir el apetito. Otros productos lácteos que puedes consumir son:

2. Yogur entero, con grasa
3. Crema espesa
4. Mayonesa
5. Crema agria

- **Chocolate amargo y cacao en polvo**

Cuando busques chocolate amargo para comer o incluir en tus recetas, opta por aquellos que contengan un mínimo de 70% de sólidos de cacao: cuanto más oscuro, mejor. El chocolate amargo y el cacao en polvo contienen antioxidantes que proporcionan una serie de beneficios para la salud en general.

- **Huevos**

Los huevos también son geniales porque puedes comerlos en una variedad de maneras. Son sabrosos, extremadamente versátiles, ricos en proteínas y casi no contienen carbohidratos. Otro nutriente que puedes obtener de los huevos es la vitamina D, que es una vitamina liposoluble esencial.

- **Grasas y aceites**

Trata de incorporar muchas grasas y aceites en cada comida, especialmente cuando comas una comida particularmente baja en grasas, como una ensalada ligera. Agregar grasas y aceites saludables a tus comidas hace que sepan mejor y también las hace más adecuadas para tu dieta. Algunas grasas saludables y fuentes saludables de grasa son:

- Aguacate
- Mantequilla
- Aceite de coco
- Grasa de pato
- Ghee
- Manteca o grasa de cerdo
- Nueces de macadamia
- Aceite de oliva

- **Pescados y mariscos**

Los pescados grasos como el atún y el salmón son las mejores opciones, especialmente cuando se hornean, se asan a la parrilla o se saltean. Trata de evitar empanar el pescado y los mariscos, dado que hacerlo añade carbohidratos al plato. Los pescados y mariscos son grandes fuentes de proteínas, y la mayoría de las opciones están libres de carbohidratos. Algunos ejemplos de este grupo de alimentos son:

- Bagre
- Almejas
- Bacalao
- Cangrejo
- Fletán
- Caballa
- Mahi-mahi o dorado
- Mejillones
- Pulpo
- Ostras
- Langosta
- Camarones
- Calamares

- **Verduras sin almidón**

La mayoría de las verduras bajas en carbohidratos, sean congeladas o frescas, son las que crecen sobre la tierra. Las verduras de hojas verdes son ricas en nutrientes, y mezclarlas con mantequilla, aceite u otro tipo de aderezo alto en grasa es una excelente manera de agregar grasas saludables a tu dieta sin añadir demasiadas calorías. Las verduras también son importantes porque tienen un alto contenido de antioxidantes. Estos ayudan a combatir el estrés oxidativo al tiempo que eliminan las toxinas del cuerpo.

Además, la mayoría de las pautas alimenticias recomiendan el consumo de un mínimo de cinco tazas de verduras y frutas al día. Debido a que la mayoría de las frutas no se recomiendan en keto (aunque puedes disfrutarlas de vez en cuando, sólo asegúrate de que no te hagan exceder tus requerimientos diarios de carbohidratos), deberías tratar de aumentar tu consumo de verduras. Algunas de las mejores verduras para incluir en tu dieta son:

7. Espárragos
8. Bok choy
9. Brócoli
10. Repollo
11. Coliflor
12. Apio
13. Cebollinos
14. Pepino
15. Endibias
16. Col rizada
17. Lechuga
18. Achicoria
19. Rábanos
20. Espinaca
21. Acelga

Aunque el chile y los pimientos son técnicamente frutas, también se recomiendan en la dieta keto. Esto se debe a que contienen compuestos específicos que aumentan el metabolismo y promueven la cetosis, por lo que puedes quemar más calorías cada día.

- **Nueces y Semillas**

Aunque las nueces y las semillas contienen carbohidratos, también contienen cantidades altas de grasas saludables y son sanas para el corazón. Sin embargo, al igual que con los productos lácteos, es mejor controlar el tamaño de las porciones de este grupo de alimentos. Como tentempié, sólo debes consumir un puñado de nueces o semillas. Lo mismo ocurre con su uso en las recetas: no uses demasiadas, ya que pueden aumentar el contenido calórico general y de carbohidratos de tus platos. Estas son algunas opciones excelentes de este grupo de alimentos:

- Almendras
- Nueces de Brasil o Castañas de Pará
- Semillas de chía
- Avellanas
- Nueces de macadamia
- Cacahuetes / Maní
- Pacanas

- Piñones
- Nueces

- **Proteínas**

Cuando se trata de proteínas, trata de no excederte, ya que consumir cantidades excesivas de proteínas también puede aumentar tus niveles de glucosa. Cuando esto sucede, tu cuerpo no puede entrar en cetosis. Asegúrate de elegir carne fresca para obtener proteínas de alta calidad para tu dieta. Además, la carne te proporciona zinc, potasio y otros minerales esenciales necesarios para mantenerte saludable. Las vitaminas B son otro componente importante de la carne, ya que ayudan al cuerpo a extraer energía de los alimentos que consumes. Algunas buenas fuentes de proteínas para disfrutar en la dieta keto son:

- Tocino (¡sí, tocino!)
- Carne de res
- Cabra
- Cordero
- Órganos
- Cerdo
- Aves de corral

Además, y en la medida de lo posible cuando se trate de carne, opta por variedades de pastura y alimentadas con pasto.

Alimentos a evitar en la dieta cetogénica

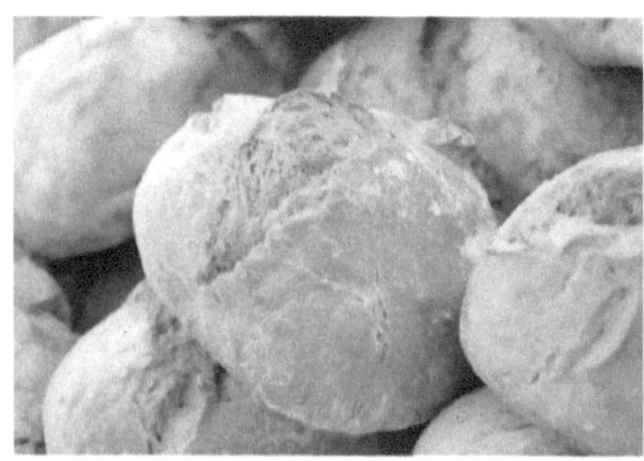

Si hay alimentos que debes comer mientras haces la dieta keto, también hay alimentos que debes evitar. Conocer estos alimentos te ayudará a planificar mejor tus comidas y eso hará que sea más fácil seguir con tu dieta. Mientras estés en keto, evita lo siguiente:

- **Alcohol**

Aunque no todos los tipos de bebidas alcohólicas deben evitarse en esta dieta, se recomienda limitar el consumo de alcohol, especialmente al comienzo de la dieta y si deseas perder peso más rápido. Los licores fuertes están bien, pero mantente alejado de la cerveza, los cócteles y otras bebidas alcohólicas que contengan ingredientes dulces.

- **Frijoles y legumbres**

La mayoría de los frijoles y legumbres tienen un alto contenido de almidón, lo que los convierte en un no-no para keto. Además, estos alimentos son relativamente bajos en grasa, lo que significa que no contribuirán a tu consumo diario de grasas. Algunos ejemplos de frijoles y legumbres que debes evitar son:

- Frijoles negros
- Garbanzos
- Frijoles
- Lentejas

- **Granos**

Todos los tipos de granos y alimentos que contienen granos deben ser evitados para poder seguir con éxito la dieta. El hecho es que los granos tienen un alto contenido de carbohidratos, por lo que si continúas comiéndolos, la posibilidad de que alcances la cetosis es muy pequeña. Algunos ejemplos de granos a evitar son:

- Cebada
- Pan

- Trigo sarraceno
- Pasteles
- Cereales
- Pasta
- Pastelería
- Quinua
- Arroz
- Trigo
- Granos integrales

- **Frutas y verduras con almidón**

Aparte de las bayas, debes limitar tu consumo de frutas, incluidos los jugos y batidos de frutas frescas. En particular, las frutas grandes tienen un alto contenido de azúcar. Las verduras con almidón, la mayoría de las que crecen bajo tierra, también tienen un alto contenido de carbohidratos y calorías. Estos son algunos tipos de frutas y verduras con almidón de los que debes mantenerte alejado:

- Manzanas

- Plátanos
- Maíz
- Uvas
- Mangos
- Naranjas
- Papayas
- Piñas
- Patatas y productos de patata
- Batatas
- Mandarinas
- Ñames o boniatos

- **Grasas y aceites refinados o trans**

Aunque las grasas y los aceites se recomiendan para la dieta keto, no todos son saludables. Mientras sigas la dieta keto, asegúrate de concentrarte en las grasas saludables en lugar de en las siguientes:

- Aceite de canola
- Aceite de maíz
- Aceite de algodón
- Aceite de semillas de uva
- Margarina
- Aceite de cártamo
- Aceite de soja
- Alternativas a la mantequilla para untar
- Aceite de girasol

- **Azúcar**

Aunque evitar el azúcar como parte de la dieta keto es beneficioso para la mayoría de las personas, es especialmente beneficioso cuando padeces diabetes tipo 2. Consumir mucha azúcar y alimentos azucarados conduce a un aumento de peso, junto con un mayor riesgo de desarrollar diversas enfermedades crónicas. Estos son algunos ejemplos de alimentos que debes evitar:

- Agave
- Cereal para el desayuno
- Pasteles
- Dulces
- Chocolate
- Miel
- Jugo
- Jarabe o sirope de arce
- Sodas o refrescos
- Bebidas para deportistas

Consejos para seguir la dieta cetogénica con diabetes tipo 2

A pesar de que la dieta cetogénica puede ser diferente a la dieta actual, seguirla no tiene por qué ser difícil. Evitarás los alimentos que causan que tus niveles de azúcar en sangre se disparen y comenzarás a ver mejorías en tu condición después de algún tiempo, siempre y cuando sigas la dieta correctamente. Para lograrlo, aquí hay algunos consejos que te guiarán:

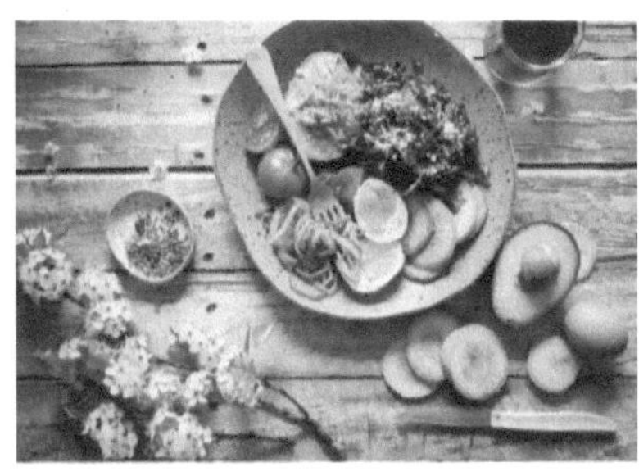

11. **Personaliza tu consumo de carbohidratos según tus necesidades**

Aunque la dieta cetogénica recomienda que evites los carbohidratos, existen diferentes tipos de dietas cetogénicas que puedes seguir y que permiten diferentes tipos de desglose de macros. Si es la primera vez que haces keto, debes reducir gradualmente tu ingesta de carbohidratos en lugar de abandonarlos de golpe. Planifica la reducción de ingesta de carbohidratos para asegurarte de que tu cuerpo no se escandalice y no se sienta desafiado. A pesar de que debes limitar tu consumo de carbohidratos, puedes experimentar un pocohasta encontrar el mejor porcentaje de carbohidratos que te haga sentir saludable y feliz mientras todavía puedes lograr la cetosis.

12. **Concéntrate en fuentes saludables de grasas y proteínas**

Al planificar tus comidas y comprar ingredientes para tus recetas, opta por fuentes saludables de alimentos enteros en lugar de las variedades procesadas. Por ejemplo, la carne fresca, los huevos, los productos lácteos y el pescado serán mucho más saludables que comer solo alimentos curados, procesados o empaquetados. Además, a la hora de elegir aceites, opta por los que contienen grasas poli y monoinsaturadas en lugar de grasas saturadas o trans.

13. **Come también muchos alimentos ricos en fibra**

Si tienes que comer alimentos que contengan carbohidratos, trata de elegir aquellos que contengan también mucha fibra. Además de hacer que te sientas satisfecho por más tiempo, la fibra también ayuda a reducir tus niveles de colesterol LDL.

14. **Elije sabiamente los sustitutos del azúcar y los edulcorantes**

Mientras sigues la dieta keto, también puedes disfrutar de los alimentos dulces: la única diferencia es que están preparados con sustitutos del azúcar y edulcorantes más saludables. A la hora de elegir estos potenciadores de sabor, escoge sabiamente. Algunos edulcorantes, aunque no afectarán tus niveles de azúcar en sangre, pueden aumentar tu antojo de alimentos dulces y azucarados. Además, evita los alimentos azucarados que contienen alcoholes de azúcar, ya que algunos de ellos pueden afectar tus niveles de azúcar en sangre. Debido a estos peligros, se recomienda que hagas tus propios postres y bocadillos dulces para poder elegir lo que incluyes en ellos y así asegurarte de que sólo comerás golosinas amigables tanto para keto como para la diabetes.

15. **Conoce qué alimentos tienen bajo índice glucémico**

Contar tus macros es importante en la dieta keto. Otra forma en que puedes llevar un registro de los alimentos que comes es utilizando el índice glucémico. Este te proporciona una mejor idea de cómo tu cuerpo puede responder a ciertos alimentos cuando padeces diabetes tipo 2. Utilízalo solo como una herramienta suplementaria porque no proporciona información sobre los valores nutricionales completos de los alimentos.

Con todos los beneficios para la salud de la dieta keto, podrías preguntarte si es posible revertir tu condición.

En algunos casos, sí es posible.

Los defensores de esta dieta afirman que ayuda a restaurar la sensibilidad a la insulina, lo que a su vez hace que los síntomas de la diabetes desaparezcan. Cuando sigues esta dieta correctamente, y trabajas mano a mano con tu médico durante todo el proceso, es posible que puedas controlar bien tu condición. Después de algún tiempo, tu médico podría incluso indicar que dejes de tomar tus medicamentos de insulina por completo.

La reversión de la diabetes tipo 2 es uno de los mejores beneficios que puedes obtener de la dieta cetogénica. Por supuesto, la reversión no siempre significa permanencia o duración. Si dejas de seguir la dieta, los síntomas de tu condición pueden reaparecer después de un tiempo. Por lo tanto, si eliges ir a keto, es posible que tengas que decidirte a seguirla a largo plazo. Si funciona, síguela para mejorar tu salud en general.

¡Primero habla con tu médico!

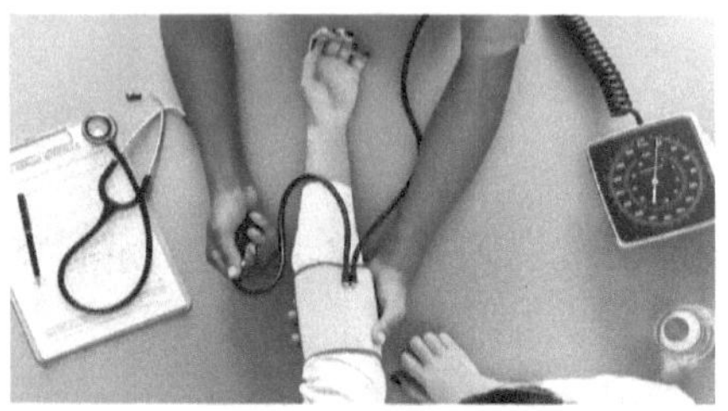

Este es otro consejo importante que, debido a su importancia, se ha repetido en los capítulos anteriores. Incluso cuando estás en el pico de tu salud, se recomienda que hables con tu médico antes de comenzar cualquier dieta o plan de alimentación nuevo, incluida la dieta keto. Dado que padeces diabetes tipo 2, una condición que requiere un control constante, consultar con tu médico es aún más importante. Si padeces esta condición, tu médico puede ayudarte con:

- Aprender a controlar tus niveles de glucosa en sangre en casa.

- Recomendaciones alimenticias, incluido un plan de dieta keto personalizado que se adapte a tus necesidades individuales.

- Recomendaciones de ejercicios y actividad física que puedes realizar mientras haces la dieta keto.

- Información sobre los medicamentos que debes tomar

-o interrumpir- mientras sigues la dieta cetogénica.

También es importante que sigas visitando a tu médico, especialmente al principio, para observar y controlar el progreso de tu enfermedad. Con el tiempo, cuando tu cuerpo se haya adaptado a la dieta, podrás reducir la frecuencia de tus consultas. Pero si experimentas algún síntoma nuevo, especialmente síntomas adversos, consulta con tu médico de inmediato.

Capítulo 3: Cocinar Keto

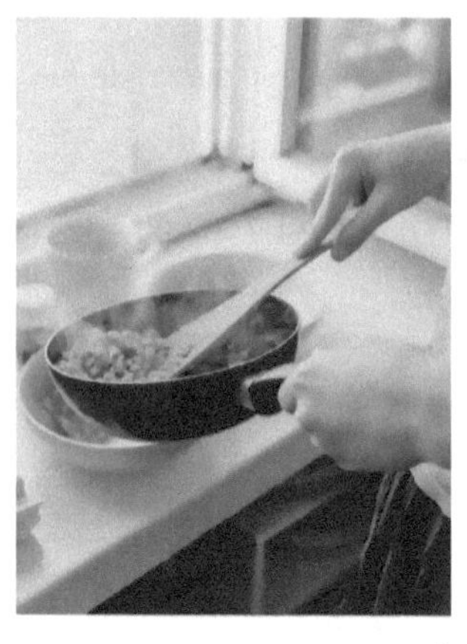

Cuando padeces diabetes tipo 2, es como si tu cuerpo sufriera de intoxicación por carbohidratos. Si has estado consumiendo carbohidratos en grandes cantidades, eventualmente tu cuerpo se ve abrumado por los carbohidratos, tanto que desarrollas resistencia a la insulina. Es como si tus células dijeran: "basta con los carbohidratos y el azúcar", entonces desarrollas una condición que te obliga a ser más consciente de tu cuerpo.

A medida que haces la transición a la dieta cetogénica, que es alta en grasas y baja en carbohidratos, puedes comenzar a ver mejoras en tu condición. Cuando eres capaz de lograr la cetosis, tu cuerpo no necesita mucha insulina y eso le da la oportunidad de corregirse a sí mismo. Si estás en las primeras etapas de la diabetes tipo 2, es posible que desees hablar con tu médico sobre la dieta keto antes de comenzar a tomar insulina u otros tipos de medicamentos. Con esta dieta nueva y otros cambios saludables en tu estilo de vida, puedes mejorar tus síntomas incluso antes de que tu condición empeore.

Siempre y cuando te hayas comprometido a seguir la dieta cetogénica, y la sigas correctamente, puedes empezar a experimentar pequeñas mejoras en los niveles de azúcar en sangre en cuestión de días. Después de algunas semanas, es posible que notes -y sientas- un cambio significativo en estos niveles.

Si estás listo para comenzar a seguir la dieta cetogénica, debes saber que cocinar es una parte importante de ella. Aprender a cocinar para tu dieta keto te mantiene motivado y te permite seguir la dieta a largo plazo. Antes de pasar a algunas recetas simples pero saludables para incorporar en tu planificación de comidas, hablemos de los ingredientes comunes para usar en platos fáciles de preparar, junto con la planificación de las comidas, otra parte importante de la dieta keto que puedes considerar.

Ingredientes básicos para cocinar Keto

No te dejes abrumar o intimidar cuando empieces a cocinar en keto. Si has cocinado para ti mismo en el pasado, cocinar keto será fácil. Incluso si es la primera vez que cocinas, empezar con recetas sencillas te dará la confianza necesaria para seguir cocinando y seguir tu dieta nueva.

Cocinar tus propias comidas es una de las mejores maneras de motivarte y hacerte sentir más feliz por la decisión que has tomado de cambiar tu vida. Aprender a cocinar en keto es una habilidad importante para sentar las bases de recetas saludables para el desayuno, el almuerzo, la cena, el postre y la merienda para preparar cada día.

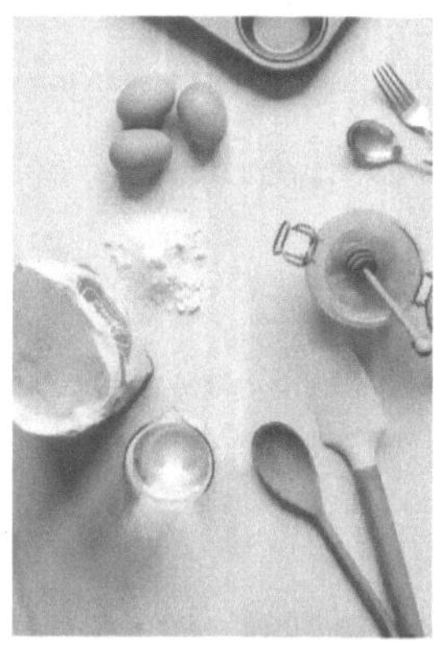

Como con cualquier otra dieta, ir a keto requiere dedicación, disciplina y un esfuerzo por seguir los requisitos muy específicos de la dieta: comer alimentos ricos en grasas, moderados en proteínas y bajos en carbohidratos. Aunque existen diferentes tipos de dietas cetogénicas, la mayoría de los principiantes comienzan con la dieta cetogénica estándar (SKD). Esta variación recomienda 70 a 80% de grasas, 10 a 20% de proteínas y 5 a 10% de carbohidratos. Si además deseas perder peso con esta dieta, es posible que necesites consumir menos de 2.000 calorías al día. Planifica tus comidas para cumplir con los porcentajes adecuados de la SKD.

Tras elegir el tipo de dieta keto a seguir, es hora de empezar a planificar tus comidas. Pero antes de que puedas hacerlo, es posible que desees familiarizarte con los ingredientes básicos utilizados para cocinar keto. Por supuesto, la lista de compras que hagas dependerá de las comidas que hayas planeado cocinar para la semana. Para darte una mejor idea de los ingredientes básicos que puedes usar en keto, aquí tienes algunos ejemplos comunes:

Productos frescos

- aguacate
- repollo
- tomates cherry
- ajo
- lechuga de hoja o romana
- lima
- hongos
- cebollas
- pimiento rojo
- cebollines
- espinaca

Aceites y especias

- aceite de aguacate
- mantequilla
- canela

- aceite de coco
- ajo en polvo
- jengibre molido
- sal
- pimienta
- aceite de sésamo
- semillas de sésamo

Fuentes de proteínas

5. tocino
6. salchichas para el desayuno
7. pechugas de pollo (deshuesadas, sin piel)
8. queso crema
9. huevos
10. lácteos
11. carne molida
12. queso mozzarella
13. yogur natural

Ingredientes básicos de la despensa

- mantequilla de almendra
- harina de almendras
- caldo de pollo
- cacao en polvo
- crema de coco
- salsa de soja
- extracto de vainilla

Planificar las comidas

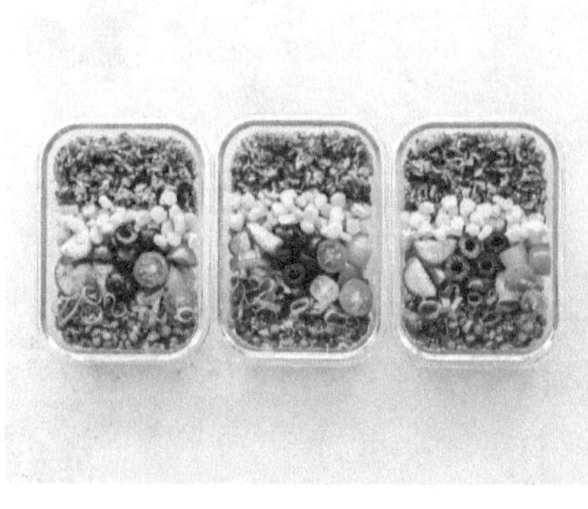

Como paciente con diabetes tipo 2, seguir la dieta cetogénica es una de las mejores cosas que puedes hacer por tu salud. No tendrás que privarte mientras estés en esta dieta, sólo tienes que tomar decisiones más inteligentes. Y una de las maneras más efectivas de seguir con tu dieta es comenzar a planificar las comidas.

Planificar las comidas es un proceso que implica planear tus comidas (generalmente para la semana), elaborar una lista de ingredientes, comprar esos ingredientes, preparar y cocinar tus comidas y almacenarlas en el refrigerador para mantenerlas frescas. La planificación de las comidas ahorra tiempo, dinero y te mantiene más motivado para seguir con tu dieta a largo plazo. La clave para planificar tus comidas es crear tu propio archivo con las recetas que te gustan y sean adecuadas para tu dieta nueva. Cuando planifiques tus comidas, ten en cuenta estos consejos:

- Comienza con recetas fáciles y sencillas que te ayudarán a practicar habilidades básicas de cocina, preparándote así para hacer recetas más complejas en el futuro.

- A la hora de buscar recetas, opta por aquellas que ofrezcan versatilidad en cuanto a los ingredientes que puedes utilizar para prepararlas.

- Asegúrate de que todas las comidas planificadas te permitan completar tu perfil de macronutrientes requerido para el día.

- Además, asegúrate de que las comidas planificadas superen los requerimientos calóricos del día.

- Opta por recetas bajas en carbohidratos, altas en grasas y moderadas en proteínas y, cuando las planifiques, combínalas de manera tal que obtengas cantidades altas de grasas, cantidades moderadas de proteínas y bajas cantidades de carbohidratos todos los días.

- Opta por más recetas con pescados y mariscos para obtener fuentes de proteínas más saludables.

- A la hora de elegir productos lácteos para tus recetas, opta por los que contienen grasa entera.

- Si tus comidas planificadas no suman las calorías suficientes, acompáñalas con guarniciones bajas en carbohidratos que contengan verduras sin almidón.

Capítulo 4: Recetas de desayuno keto para la diabetes tipo 2

Ahora que tienes una mejor comprensión de la dieta keto y cómo se relaciona y beneficia a la diabetes tipo 2, echemos un vistazo a algunas recetas fáciles, sabrosas y saludables. Dado que el desayuno es la parte más importante del día, comencemos con algunas recetas empezar el día. A la hora de elegir los platos para el desayuno, asegúrate de que esta comida contenga todos los nutrientes saludables que necesitas para comenzar bien el día. De esa manera, tendrás toda la energía que necesitas para pasar la mañana sin tener hambre hasta que sea la hora del almuerzo.

Muffins de huevo con tocino de pavo

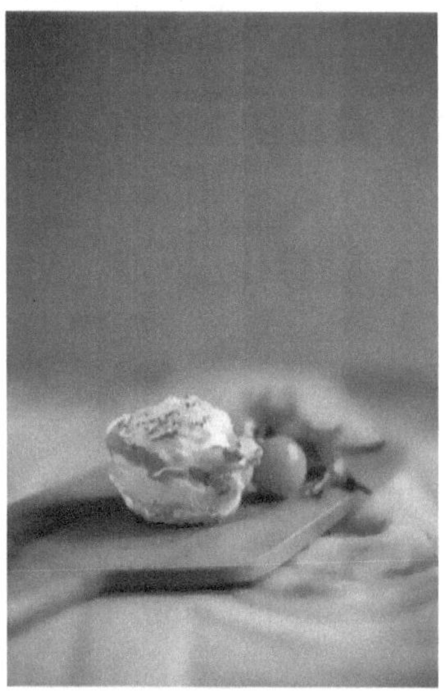

Estos panecillos saludables se hacen con huevos, tocino de pavo y otros ingredientes saludables. Hacerlos es muy fácil y no requiere mucho tiempo. Si quieres un desayuno rápido que sepa y se almacene bien , entonces esta es la receta perfecta para empezar.

Duración: 35 minutos

Porciones: 12 muffins de huevo

Ingredientes:

- 1 cucharadita de pimienta
- 1½ cucharadita de sal
- ¼ taza de espinacas (picadas)
- ⅓ taza de pimiento morrón (picado)
- ⅓ taza de salchichas de pavo (magras, picadas)
- ⅓ taza de cebolla amarilla (picada)
- ½ chile jalapeño
- 1 diente de ajo
- 3 huevos pequeños
- 12 huevos medianos (sólo claras)
- 12 rebanadas de tocino de pavo (magro)

Elaboración:

1. Precalienta el horno a 350°F (180°C) y engrasa una bandeja para muffins.
2. Rodea cada una de los moldes con una rebanada de tocino de pavo.
3. Coloca un poco de espinaca picada en el fondo de cada molde.
4. En una sartén, saltea el ajo, las cebollas y el jalapeño hasta que las cebollas estén translúcidas.

5. Retira la sartén del fuego y con una cuchara pon las verduras cocidas encima de las espinacas.
6. Cubre con el pimiento morrón picado y la salchichas.
7. En un recipiente, mezcla los huevos pequeños y las claras de huevo, luego sazona con sal y pimienta. Bate todo.
8. Coloca la mezcla de huevo en los moldes para muffins hasta cubrir completamente los demás ingredientes.
9. Coloca la bandeja en el horno y hornea los muffins de huevo durante aproximadamente 25 minutos.
10. Saca la bandeja del horno y deja que enfríen antes de servirlos o guardarlos.

Muffins de canela y naranja

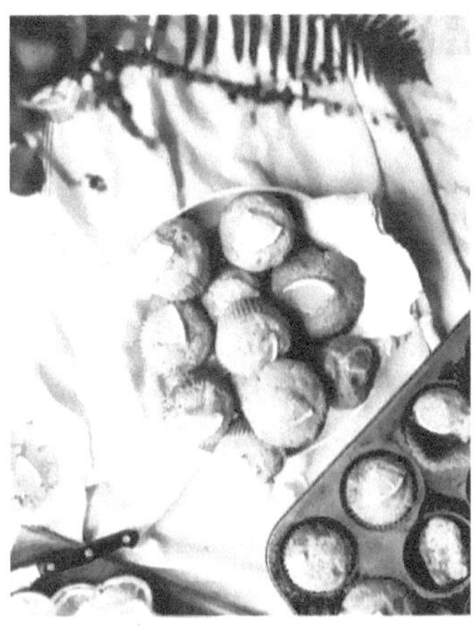

Disfruta de estos muffins de canela y naranja durante las fiestas o en cualquier época del año. Estos panecillos bajos en carbohidratos tienen un sabor único que seguramente desearás una y otra vez. Son fáciles de hornear y combinan perfectamente con el té o el café.

Tiempo: 30 minutos

Porciones: 12 muffins

Ingredientes:

- ¼ clavo de olor
- 1 cucharadita de bicarbonato de sodio
- 1 cucharadita de jugo de limón
- 1 cucharadita de nuez moscada
- 3 cucharadas de canela
- 3 cucharadas de cáscara de naranja
- ½ taza ghee (derretido)
- 3 tazas de harina de almendras
- 4 huevos grandes (batidos)
- edulcorante compatible con keto

Elaboración:

1. Precalienta el horno a 350°F (180°C) y engrasa una bandeja para muffins.
2. En un recipiente, coloca todos los ingredientes medidos y agrega el edulcorante a gusto. Mezcla bien hasta que todos los ingredientes estén bien incorporados.
3. Vierte la masa en el molde para muffins.
4. Coloca la bandeja en el horno y hornea los panecillos de 18 a 20 minutos.
5. Saca la bandeja del horno y deja enfriar.

Quiche de champiñones y espinacas con queso

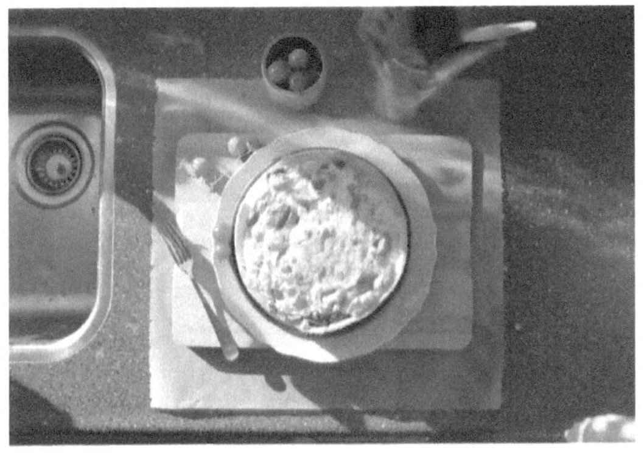

Este quiche bajo en carbohidratos les hará cosquillas a tus papilas gustativas y satisfará tus antojos de desayuno. Es fácil de hacer y lleva menos de una hora. Puedes hacer el quiche con corteza o sin ella, ¡funciona de cualquier manera! Para esta receta, harás un quiche sin corteza, ¡ideal para keto!

Tiempo: 45 minutos

Porciones: 1 quiche

Ingredientes:

- ½ cucharadita de ajo en polvo
- ⅓ taza de queso parmesano (rallado)
- ½ taza de crema espesa
- ½ taza de agua
- 1 taza de mozzarella (rallada)
- 1 taza de hongos (en rodajas)
- 1¼ tazas de espinacas
- 2 lonchas de queso provolone (o cualquier otro tipo de queso)
- 6 huevos grandes
- pimienta negra
- sal

Elaboración:

1. Engrasa un molde para tartas y esparce las hojas de espinaca en el fondo.
2. Cubre de manera uniforme con una capa de champiñones, luego coloca las lonchas de queso y reserva.
3. En un recipiente, mezcla el agua y la crema espesa y bate bien.
4. Añade el ajo en polvo, el queso parmesano y una pizca de sal y pimienta. Continúa mezclando.
5. Vierte la mezcla sobre las espinacas y los hongos.

6. Espolvorea generosamente con mozzarella.
7. Coloca el molde en el horno y hornea el quiche a 350°F (180°C) durante 40 minutos.
8. Saca el molde del horno y deja enfriar el quiche antes de cortarlo.

Sándwich sin pan

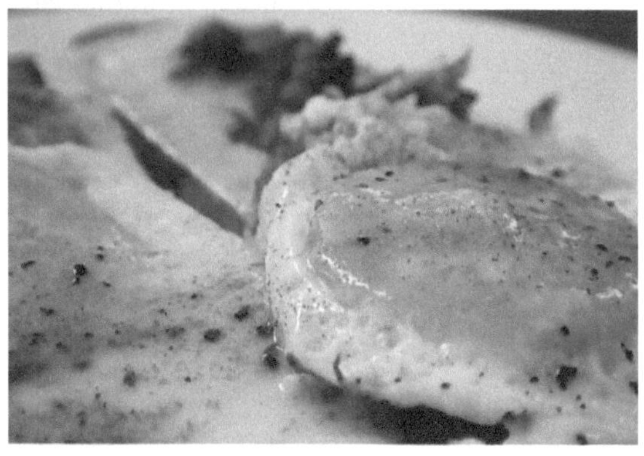

¡Este es un sándwich ingenioso hecho especialmente para keto porque no tiene pan! El jamón crujiente, el queso delicioso y los huevos saludables se combinan a la perfección para crear este sándwich keto único en su tipo. Es fácil, delicioso y rápido de preparar.

Tiempo: 10 minutos

Porciones: 2 sándwiches

Ingredientes:

- 2 cucharadas de mantequilla
- ¼ taza de queso cheddar (cortado en rodajas gruesas)
- 2 lonchas de jamón serrano (ahumado)
- 4 huevos medianos
- pimienta negra

- sal
- salsa tabasco (opcional)

Elaboración:

1. En una sartén, coloca la mantequilla a fuego medio.
2. Añade los huevos y fríe con cuidado. Sazona con sal y pimienta.
3. Prepara tu sándwich. Comienza con los huevos como base, coloca una loncha de jamón y luego cubre con las lonchas de queso. Cubre cada sándwich con otro huevo frito.
4. Baja el fuego y coloca los sándwiches de nuevo en la sartén.
5. Continúa friendo hasta que el queso se derrita y emplata antes de servir. Añade unas gotas de salsa Tabasco si lo deseas.

Wraps de salmón ahumado con queso crema

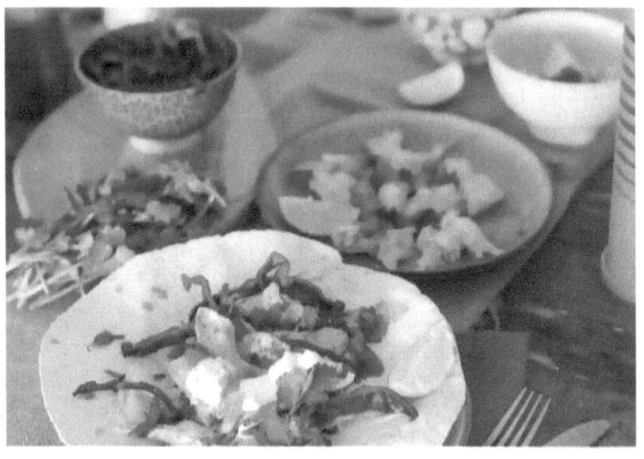

Una receta simple para el desayuno, donde la combinación de queso crema y salmón resulta ser la más icónica para el desayuno o el brunch. El delicado sabor del queso crema combinado con el sabor contundente del salmón ahumado va perfectamente bien con las hierbas aromáticas y el sabor de la cebolla.

Tiempo: 10 minutos

Porciones: 1

Ingredientes:

- ½ cucharadita albahaca (seca o fresca)
- 2 cucharaditas de queso crema
- ⅛ taza de cebolla morada (picada)
- ¼ taza de salmón (ahumado)
- 1 tortilla de harina (baja en carbohidratos)
- rúcula
- pimienta negra

Elaboración:

1. Calienta la tortilla en el microondas o en el horno.
2. En un recipiente, mezcla la albahaca, el queso crema y una pizca de pimienta. Luego extiende la mezcla sobre la tortilla caliente.
3. Cubre con el salmón, la cebolla y un puñado de rúcula.
4. Enrolla la tortilla y sirve.

Frittata de queso y champiñones

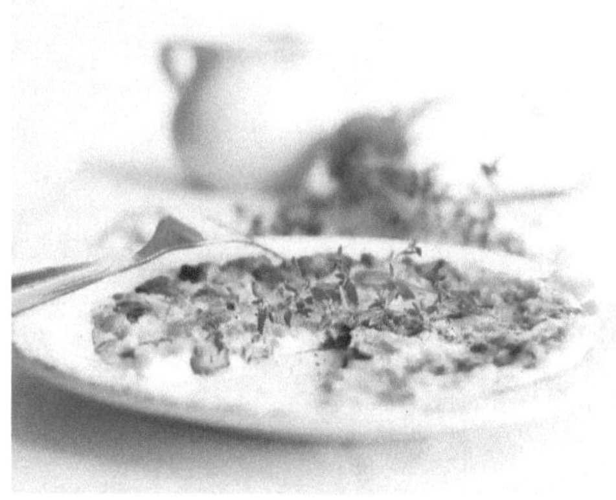

En Italia se conoce como la "tortilla de cara abierta". Las frittatas son rápidas y fáciles de preparar, y también extremadamente versátiles. Puedes disfrutarlas en cualquier comida y utilizar diferentes ingredientes para el relleno. Para esta receta, usarás queso crema y champiñones para complementar los huevos de un delicioso desayuno keto.

Tiempo: 40 minutos

Porciones: 4

Ingredientes para la frittata:

- ½ cucharadita de pimienta negra
- 1 cucharadita de sal
- 1 cucharada de perejil (fresco)
- ½ taza de mantequilla
- ½ taza de vegetales de tu elección
- 1 taza de queso cheddar (rallado)
- 1 taza de mayonesa compatible con keto
- 2 tazas de champiñones (en rodajas)
- 6 cebollines (picados)
- 10 huevos medianos

Ingredientes para la salsa:

- ¼ cucharadita de pimienta negra
- ½ cucharadita de sal
- 1 cucharada de vinagre de vino blanco
- 4 cucharadas de aceite de oliva

Elaboración:

1. Precalienta el horno a 350°F (180°C) y engrasa una bandeja para hornear con mantequilla.

2. En un recipiente, coloca todos los ingredientes de la salsa, mezcla bien y reserva.

3. En una sartén, agrega la mantequilla y los champiñones a fuego medio-alto y saltea hasta que estén dorados.

4. Baja el fuego y agrega los cebollines picados, el perejil, la sal y la pimienta. Continúa cocinando durante 1 minuto y luego retira la sartén del fuego.

5. En un recipiente aparte, coloca el queso, la mayonesa y los huevos y mezcla bien. También puedes agregar una pizca de sal y pimienta.

6. Agrega los vegetales cocidos y mezcla hasta que estén bien incorporados. Vierte la mezcla en la bandeja para hornear que has preparado.

7. Coloca la bandeja en el horno y hornea la frittata de 30 a 40 minutos.

8. Saca la fuente del horno y deja enfriar la frittata unos 5 minutos. Sirve con los vegetales frescos y la salsa.

Panqueques de suero y avena

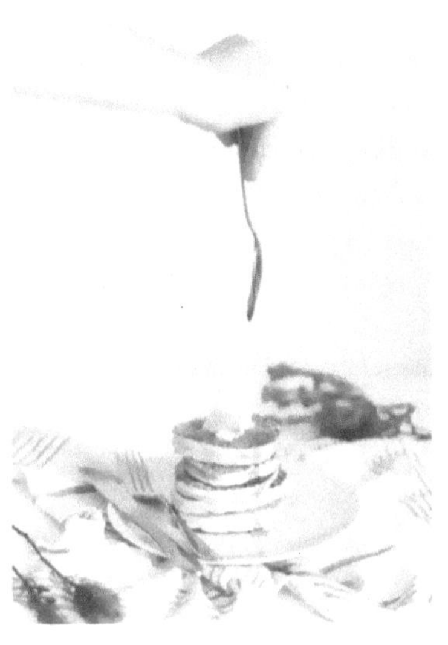

Cuando hundas los dientes en estos panqueques, es posible que no creas que sean bajos en carbohidratos. Son fáciles de hacer y se almacenan bien. Si tienes antojo de un desayuno de panqueques, no tienes por qué reprimirlo: esta receta te salvará el día. También puedes acompañar estos panqueques con frutas o tocino, dependiendo de tus preferencias.

Tiempo: 15 minutos

Porciones: 5

Ingredientes:

- ½ cucharadita de sal
- 2 cucharaditas de polvo de hornear

- 4 cucharaditas de edulcorante en polvo keto
- 1 cucharada de aceite de coco
- ½ taza de harina de almendras
- ½ taza de fibra de avena
- 1 taza de suero de leche
- 4 huevos medianos

Elaboración:

1. En un tazón, coloca el polvo de hornear, el edulcorante, la harina de almendras y la fibra de avena, luego mezcla bien.
2. Bate los huevos, el aceite y el suero de leche hasta que todos los ingredientes estén bien integrados.
3. Calienta mantequilla o aceite en una plancha y vierte la mezcla en ella.
4. Cocina los panqueques unos minutos de cada lado.
5. Pasa los panqueques cocidos a los platos, cubre con mantequilla y otros ingredientes de tu elección.

Pudín de chocolate y chía

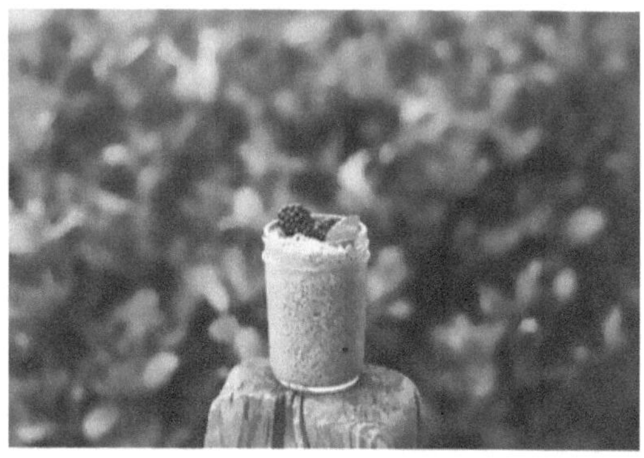

El pudín de chía es otra receta versátil que puedes disfrutar en el desayuno, como postre o bocadillo, dependiendo del sabor que prepares. Esta receta en particular tiene un delicioso sabor a chocolate, y sólo requiere cinco ingredientes. Además de ser ideal para personas con diabetes, este plato no contiene gluten y es vegano.

Tiempo: 5 minutos (tiempo de enfriamiento no incluido)

Porciones: 2

Ingredientes:

- ¾ cucharadita de sal marina
- 4 cucharadas de edulcorante compatible con keto
- ½ taza de semillas de chía
- 1⅓ taza de leche de almendras (sin azúcar)
- ⅓ taza de cacao en polvo

Elaboración:

1. Tamiza el cacao en polvo para obtener una textura más suave y sin grumos.

2. En un recipiente, mezcla todos los ingredientes y bate hasta obtener una mezcla suave y bien incorporada.

3. Vierte la mezcla en un recipiente hermético y colócalo en el refrigerador un mínimo de 1 hora. Cuanto más tiempo mantengas el pudín en el refrigerador, más firme estará.

4. Antes de servir, decora con crema batida y fruta fresca de tu elección.

Capítulo 5: Recetas de almuerzo keto para la diabetes tipo 2

A continuación, algunas recetas saludables para el almuerzo. Lo bueno de estas recetas es que son fáciles de hacer, y también puedes disfrutarlas para la cena. Cuando sigues la dieta keto, es importante que cuentes tus macros. Planifica bien tus combinaciones de comidas para satisfacer tus necesidades de macros diarias, ni más ni menos. Si es la primera vez que cocinas keto, empezar con estas recetas te mostrará lo fácil que es hacer tus propias comidas saludables en casa.

Quiche de brócoli sin masa con queso cheddar

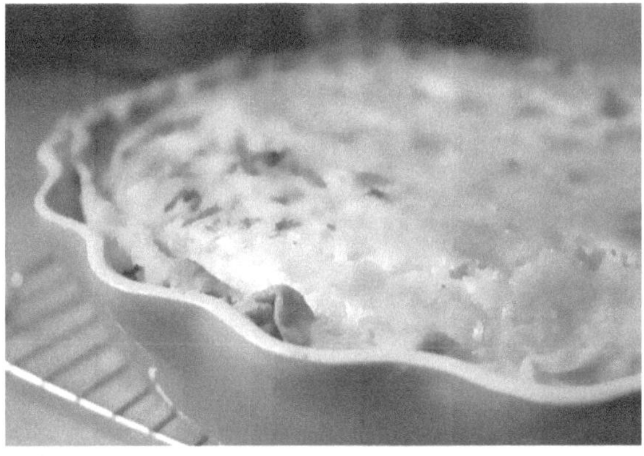

La combinación de queso y brócoli hace que la comida sea saludable y sabrosa. Este es un quiche sin masa bajo en carbohidratos perfecto para una comida o cena ligera. Hacerlo lleva menos de una hora, ¡y sabe tan bien que tardas aún menos en devorarlo!

Tiempo: 50 minutos

Porciones: 6

Ingredientes:

- ⅛ cucharadita de pimienta negra

- ¾ cucharadita de sal kosher
- 1 cucharada de agua
- ¼ taza de crema semidescremada
- ⅔ taza de leche
- 1 taza de queso cheddar (rallado)
- 3 tazas de flores de brócoli (picadas)
- 5 huevos grandes
- nuez moscada (recién rallada)
- spray vegetal

Elaboración:

- Precalienta el horno a 350°F (180°C) y engrasa una tartera para pasteles con spray vegetal.
- En un recipiente, mezcla el agua y los ramilletes de brócoli, y cocina al vapor en el microondas de 2 a 3 minutos, hasta que estén crujientes y tiernos.
- Pasa el brócoli al molde y distribúyelo uniformemente.

- Cubre con el queso cheddar y reserva.
- En un bol, coloca la pimienta, la sal, la crema, la leche, los huevos y una pizca de nuez moscada y bate bien.
- Vierte la mezcla sobre la capa de queso y usa una espátula para distribuirla uniformemente.
- Coloca la tartera en el horno y hornea el quiche de 35 a 40 minutos.
- Saca la fuente del horno y deja que el quiche se enfríe antes de cortarlo.

Ensalada de atún Nicoise

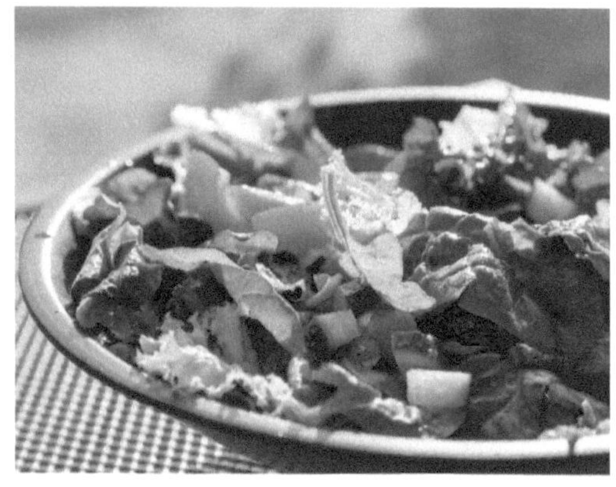

Esta es una versión interesante de la clásica ensalada Nicoise porque contiene aderezo de mostaza y perejil que le da un toque agradable. Es una opción de almuerzo saludable fácil de preparar, perfecta para cuando estás de acá para allá. Lo mejor es que si comes una porción grande de esta ensalada, no consumirás muchas calorías pero te sentirás satisfecho durante mucho tiempo.

Tiempo: 15 minutos

Porciones: 1

Ingredientes:

- ½ cucharadita de pimienta negra
- ½ cucharadita de mostaza de Dijon
- 1 cucharadita de vinagre balsámico
- 1 cucharadita de aceite de oliva
- ¼ taza de brócoli (al vapor, en cubitos)
- ¼ taza de judías verdes (al vapor)
- ½ taza de pepino (en rodajas)
- 2 tazas de espinaca bebé (lavada, escurrida)
- ½ pimiento rojo (en cubos)
- 1 huevo (hervido, enfriado, cortado en trozos del tamaño de un bocado)
- 1 filete de atún aleta amarilla
- 1 rábano (en rodajas)
- 3 aceitunas negras (en rodajas)

- perejil (fresco, picado)

Elaboración:

1. Sazona el filete de atún con pimienta.

2. En una sartén, pon un poco de aceite y el filete de atún sazonado, y cocina a fuego alto 2 minutos por lado.

3. En un recipiente, agrega la espinaca, el pimiento rojo, el huevo y el pepino, luego mezcla ligeramente.

4. Agrega el rábano, las judías y las aceitunas y continúa mezclando para incorporar todos los ingredientes.

5. Corta el atún cocido en rodajas y añádelo al recipiente.

6. En un recipiente aparte, mezcla el vinagre balsámico, la mostaza, el aceite de oliva, la sal y la pimienta y bate bien.

7. Añade el perejil a la vinagreta y sigue batiendo para incorporar.

8. Rocía la vinagreta sobre la ensalada antes de servirla.

Aguacates rellenos de salmón

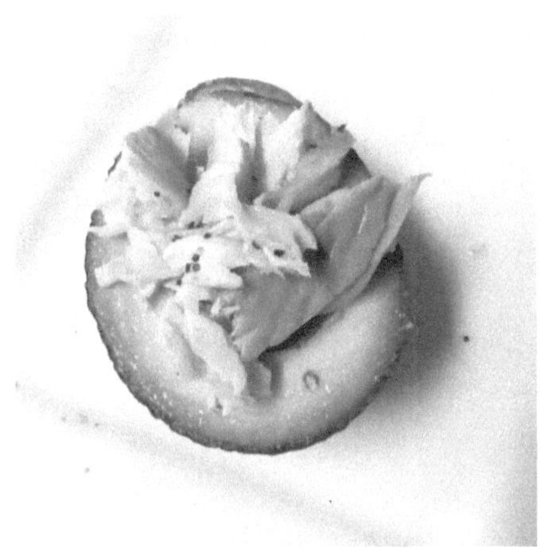

Además de la combinación perfecta de salmón ahumado y aguacate, este plato no requiere cocción. Es cremoso, ahumado y hace que el almuerzo sea rápido y lujoso. También puedes servirlo como aperitivo o disfrutarlo como una cena ligera. Es amigable con keto, delicioso y está lleno de grasas saludables.

Tiempo: 5 minutos

Porciones: 2

Ingredientes:

- ¾ taza de crema agria
- ¾ taza de salmón ahumado
- 2 aguacates de tamaño mediano
- pimienta negra
- sal
- 2 cucharadas de jugo de limón (opcional)

Elaboración:

- Corta los aguacates por la mitad y saca los huesos.
- Reparte la crema agria en partes iguales entre las cuatro mitades de aguacate y rellena con una cuchara el hueco de cada mitad.
- Cubre con el salmón ahumado y sazona con una pizca de sal y pimienta. Si lo deseas, también puedes agregar jugo de limón antes de servir.

Wraps de pesto de pollo

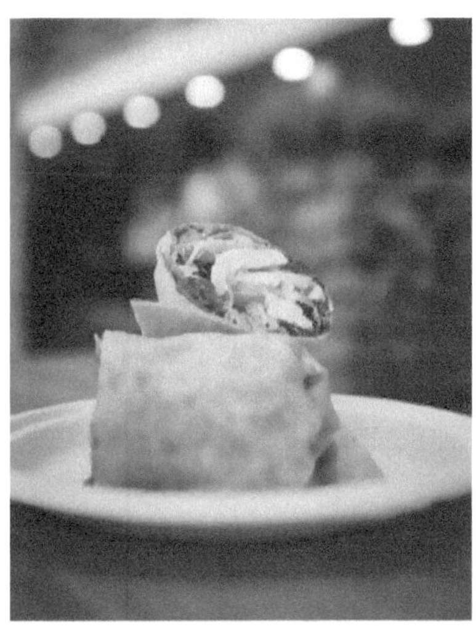

Este simple wrap para ensaladas es otro plato que puedes preparar en un abrir y cerrar de ojos. El uso de hojas de lechuga o de repollo lo hace perfecto para la dieta keto y también para la diabetes. Se almacena bien, ¡y es realmente sabroso!

Tiempo: 5 minutos

Porciones: 6

Ingredientes para la ensalada:

- ⅓ taza de apio (picado)

- ½ taza de mayonesa keto-amigable
- 2 tazas de pollo (cocido, cortado en cubos)
- pimienta negra
- sal
- hojas de repollo o lechuga
- rodajas de aguacate (opcional)
- queso (rallado, opcional)
- rodajas de pepino (opcional)
- rodajas de tomate (opcional)

Ingredientes para el pesto de albahaca:

- 2 cucharaditas de ajo (picado)
- 3 cucharadas de nueces pecanas (tostadas, enfriadas)
- ¼ taza de aceite de oliva
- 2 tazas de hojas de albahaca

Elaboración:

- En una licuadora, coloca todos los ingredientes del pesto de albahaca y mezcla hasta obtener una consistencia suave.
- En un recipiente, mezcla el pollo, el pesto de albahaca, el apio, la mayonesa y una pizca de sal y pimienta, luego revuelve bien para integrar.
- Arma los wraps. Comienza por poner la ensalada de pollo en una hoja de repollo o lechuga. Si lo deseas, agrega cualquiera de los ingredientes opcionales antes de enrollar.

Rollos de espinacas sustanciosos

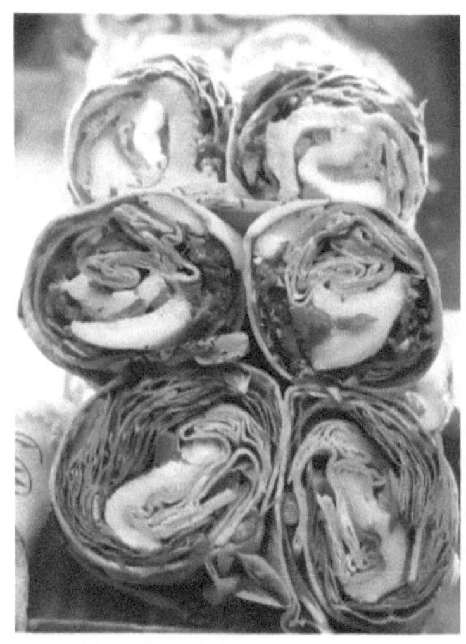

¡Estos rollos de espinacas son abundantes, sabrosos y tienen el toque picante perfecto! Esta receta es ideal para diabéticos y también es adecuada para vegetarianos. La espinaca es uno de los vegetales más sanos que existen, por lo que debes tratar de incorporarla a tus comidas con más frecuencia. Esta receta para el almuerzo te hará volver por más.

Tiempo: 55 minutos

Porciones: 2

Ingredientes:

- ¼ cucharadita hojuelas de chile
- 1 cucharadita de pimienta negra
- 1 cucharadita de curry en polvo
- 1 cucharadita de sal
- ¼ taza de zanahoria (rallada)
- ¼ taza de queso mozzarella (rallado)
- ⅓ taza de cebolla (finamente picada)
- ½ taza de requesón
- ¾ taza de perejil (finamente picado)
- 2 tazas de hojas de espinaca (frescas)
- 1 diente de ajo (picado)
- 3 huevos
- spray vegetal

Elaboración:

7. Precalienta tu horno a 400°F (200°C) y rocía una

bandeja para hornear con el spray vegetal.

8. En un recipiente, coloca las espinacas, la mozzarella, el ajo, la mitad de la sal y la pimienta y 2 huevos, luego mezcla hasta que estén bien incorporados.

9. Vierte la mezcla en la bandeja para hornear y distribúyela uniformemente.

10. Coloca la bandeja en el horno y hornea la mezcla de espinacas durante 15 minutos.

11. Saca la bandeja del horno y déjala a un lado para que se enfríe.

12. En una sartén, pon un poco de aceite y las cebollas, luego cocina a fuego medio aproximadamente 1 minuto.

13. Añade el perejil y las zanahorias, mezcla bien y deja cocer a fuego lento 2 minutos más.

14. Agrega el polvo de curry, las hojuelas de chile, el resto de la sal y la pimienta, el requesón y luego mezcla hasta que esté bien incorporado.

15. Retira la sartén del fuego y añade el huevo restante.

16. Mezcla bien todos los ingredientes y vierte sobre la mezcla de espinacas fría.

17. Extiende uniformemente cuidando los bordes para que la mezcla no se derrame.

18. Enrolla cuidadosamente las espinacas horneadas y vuelve a colocarlas en la bandeja para hornear.

19. Vuelve a colocar la bandeja en el horno y hornea aproximadamente 25 minutos.

20. Saca la bandeja del horno y deja enfriar el rollo de espinacas unos 10 minutos antes de cortarlo en rodajas y servirlo.

Muslos de pollo con ajo y champiñones

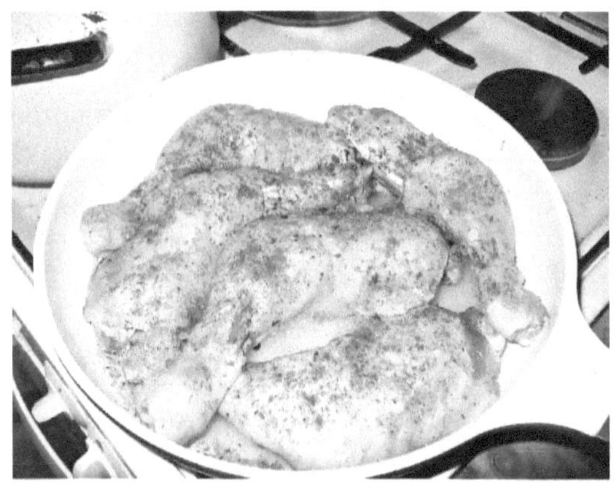

Este plato delicioso es tan cremoso y mantecoso que puedes sentirte culpable por comerlo. Por supuesto, también resulta ser una comida cetogénica libre de culpas que puedes disfrutar con un acompañamiento fresco, como una ensalada verde. Subе el nivel de tu menú keto preparando este plato y mantente motivado para seguir con esta dieta única.

Tiempo: 20 minutos

Porciones: 4

Ingredientes:

- ½ cucharadita romero (seco)
- 1 cucharadita de ajo en polvo
- 1 cucharadita de cebolla en polvo
- 1 cucharadita de tomillo (seco)
- 2 cucharadas de aceite de oliva
- 4 cucharadas de mantequilla
- ¼ taza de queso parmesano (rallado)
- 1¼ tazas de crema fresca
- 4 tazas de champiñones (picados)
- 680 gr muslos de pollo (sin hueso)
- 3 dientes de ajo (picados)
- pimienta negra
- sal

Elaboración:

- En una sartén, calienta la mantequilla a fuego medio.
- Añade el ajo y cocina hasta que esté dorado.
- Agrega los hongos y cocina hasta que estén tiernos y suaves. Sazona con sal y pimienta.
- Pasa los hongos a un tazón y déjalos a un lado.
- En un recipiente, mezcla bien todas las especias.
- Cubre de manera uniforme los muslos de pollo con la mezcla de especias.
- Añade un poco de aceite de oliva a la misma sartén, junto con los muslos de pollo, y fríe de 6 a 7 minutos por lado.
- Una vez cocidos, retira los muslos de pollo de la sartén y mantenlos calientes.
- En la misma sartén, añade el parmesano y la crema fresca.
- Mezcla bien, deja hervir, baja el fuego y deja cocer a fuego lento durante 5 minutos mientras revuelves constantemente. Sazona con sal y pimienta mientras continúas revolviendo hasta que la salsa espese.

- Vuelve a colocar los muslos de pollo en la sartén junto con los champiñones cocidos y sírvelos cuando estén calientes.

Huevos Rancheros

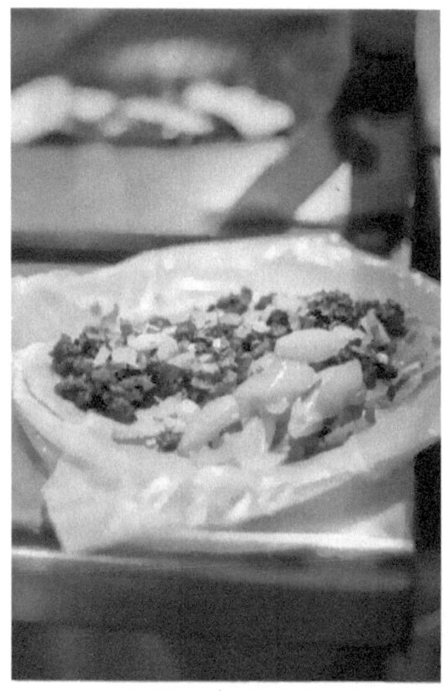

Esta versión keto del clásico mexicano combina elementos de "shakshuka", el clásico plato tunecino. Es picante, algo condimentado y delicioso. Es una comida abundante que puedes disfrutar en el almuerzo o la cena y así alcanzar tu objetivo de macros. ¡También es fácil de preparar!

Tiempo: 45 minutos

Porciones: 4

Ingredientes:

- ½ cucharadita de sal
- ½ cucharadita de comino (molido)
- 1 cucharada de salsa picante
- 2 cucharadas de aceite de oliva
- ½ cebolla (picada)
- ¾ taza de frijoles negros (enlatados, escurridos)
- ¾ taza de tomates (triturados o cortados en cubos)
- 2 dientes de ajo (picados)
- 4 huevos
- aguacate (en rodajas, para cubrir)
- hojas de cilantro (para cubrir)
- queso feta (desmenuzado, para cubrir)
- rábanos (en rodajas, para cubrir)

Elaboración:

13. Precalienta el horno a 375°F (190°C).

14. En una sartén para horno, pon un poco de aceite junto con el ajo y la cebolla a fuego medio. Saltea hasta que la cebolla se ponga dorada y empiece a ablandarse, aproximadamente 6 minutos.

15. Añade la salsa picante y el comino y continúa salteando unos segundos más.

16. Agrega los frijoles, los tomates y la sal y luego baja el fuego a medio-bajo.

17. Revuelve de vez en cuando mientras se cocina unos 15 minutos más hasta que la salsa espese.

18. Usando la parte posterior de una cuchara, presiona suavemente sobre la salsa para hacer un hueco pequeño. Con cuidado, pon uno de los huevos. Repite con el resto de los huevos.

19. Pon la sartén en el horno y hornea entre 7 y 15 minutos, dependiendo de cómo te gusten los huevos cocidos.

20. Saca la sartén del horno y sirve mientras esté caliente.

Cazuela de brócoli cremoso

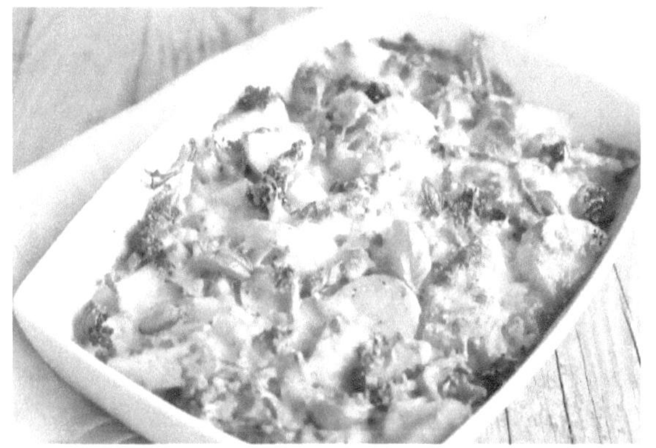

Esta cazuela keto cremosa y rica puede ser un almuerzo ligero o una guarnición para tu comida. Es el plato reconfortante ideal para preparar en un santiamén. La salsa de queso apacigua elbrócoli crujiente y la cazuela entera se asa para hacer un plato delicioso para compartir con toda la familia.

Tiempo: 45 minutos

Porciones: 6

Ingredientes:

- ½ cucharadita de pimienta negra
- 1 cucharadita de albahaca (seca)

- 1 cucharadita de sal marina
- 1 cucharada de mostaza amarilla
- 2 cucharadas de mantequilla (sin sal)
- ¼ taza de queso mozzarella (rallado)
- ½ taza de crema espesa
- 1 taza de queso crema
- 1 taza de queso cheddar blanco (rallado)
- 3¾ tazas de brócoli (cortado en ramilletes)
- 2 dientes de ajo (picados)

Elaboración:

- Precalienta el horno a 350°F (180°C) y engrasa una cacerola.
- En una olla, cocina la crema, la mantequilla y el queso crema a fuego medio. Revuelve la mezcla de vez en cuando hasta que todos los ingredientes se derritan y estén bien integrados.
- Baja el fuego y añade la pimienta, la sal, la albahaca, la

mostaza, el ajo y los quesos rallados.

- Continúa mezclando hasta que los quesos se derritan completamente y obtengas una mezcla cremosa y suave.
- Agrega los ramilletes de brócoli a la cazuela y distribúyelos uniformemente.
- Vierte la salsa sobre el brócoli y mezcla bien para cubrir todos los ramilletes uniformemente.
- Unta el brócoli recubierto en una sola capa y cubre con más queso mozzarella rallado.
- Coloca la cacerola en el horno y hornea durante 30 minutos.
- Saca la cacerola del horno y deja que se enfríe unos 10 minutos antes de servir.

Capítulo 6: Recetas de cena keto para la diabetes tipo 2

La cena es el momento para completar tus macros del día. A menos que estés planeando tus comidas (lo cual es altamente recomendado en la dieta cetogénica), es importante que cuentes tus calorías en cada comida, especialmente en términos de las grasas, las proteínas y los carbohidratos que has consumido en el desayuno, el almuerzo e incluso si has tomado un refrigerio por la tarde. Si tuviste comidas abundantes durante todo el día, entonces debes consumir una cena ligera. Por el contrario, si tuviste comidas ligeras durante todo el día, entonces puedes darte el gusto de una cena saludable y abundante. Alcanzar el éxito con la dieta keto tiene que ver con encontrar el equilibrio adecuado todos los días.

Sándwich BLT de huevos de aguacate al horno

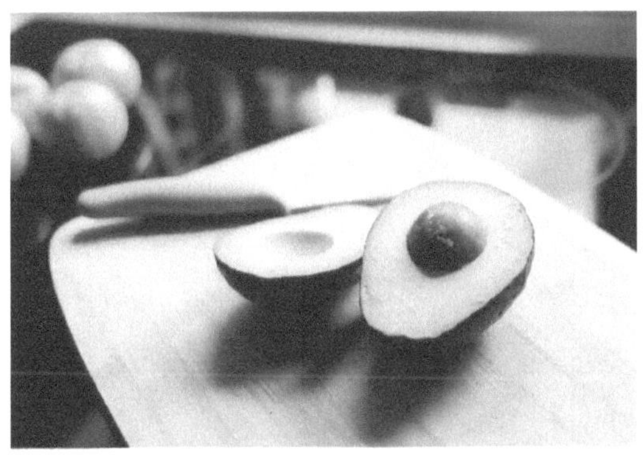

Estos huevos de aguacate al horno son la cena (o almuerzo) perfecta. Es un plato bajo en carbohidratos y alto en grasas saludables que te mantendrá satisfecho durante mucho tiempo. Son fáciles de preparar, llevan menos de una hora y satisfacen al comerlos.

Tiempo: 25 minutos

Porciones: 4

Ingredientes:

- ¼ taza de tocino (cocido, picado)
- ¼ taza de hojas de lechuga (desmenuzadas)

- 2 aguacates medianos
- 4 tomates cherry (cortados en cuatro)
- 4 huevos medianos
- pimienta negra
- sal

Elaboración:

- Precalienta el horno a 375°F (190°C) y forra una bandeja para hornear con papel de pergamino o manteca.
- Corta ambos aguacates por la mitad y saca el hueso.
- Haz que el agujero que queda sea más grande sacando un poco de pulpa según sea necesario. Retira lo suficiente para que el huevo quepa dentro.
- Coloca las mitades de aguacate preparadas en la bandeja para hornear.
- Rompe los huevos en cada uno de los agujeros que has hecho y sazona con sal y pimienta.
- Cubre los huevos con tocino y tomates cherry.

- Coloca la bandeja en el horno y hornea los aguacates de 15 a 18 minutos, dependiendo de cómo te gusten los huevos.

- Saca la bandeja del horno y cubre cada una de las mitades de aguacate con hojas de lechuga ralladas antes de servir.

Bocados de pechuga de pavo marinada a las hierbas

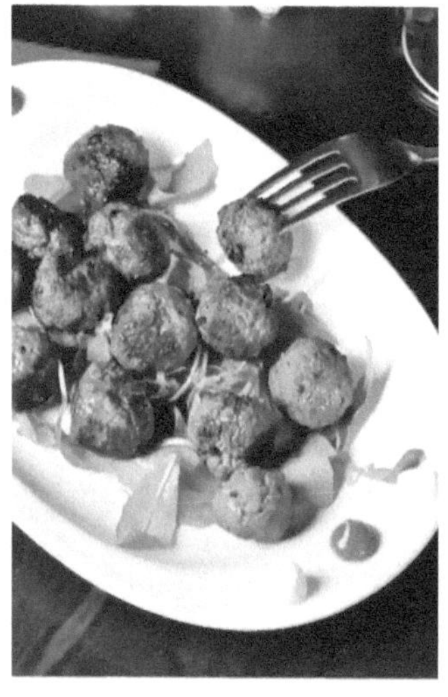

Esta receta es rápida, saludable y muy gratificante a la hora de comer. Tiene una combinación perfecta de sabores con un mínimo de trabajo. Toma las pechugas de pavo aburridas y las eleva en un plato absolutamente delicioso. Con los sabores fuertes, ni siquiera tienes que agregar condimentos o salsas que contengan carbohidratos adicionales.

Tiempo: 50 minutos

Porciones: 1

Ingredientes:

- ¼ cucharadita albahaca (seca)
- ¼ cucharadita de pimienta negra
- ¼ cucharadita de ajo en polvo
- ¼ cucharadita tomillo
- 1 cucharadita de aceite de oliva
- 1½ vinagre balsámico
- ½ taza de pechuga de pavo (en cubos)

Elaboración:

- En un recipiente, coloca la pimienta, la albahaca, el tomillo, el aceite de oliva y el vinagre balsámico y mezcla bien.
- Coloca la pechuga de pavo cortada en cubos en el tazón, revuelve para cubrirla y déjala marinando por lo menos 30 minutos.
- En una sartén, calienta un poco de aceite y agrega los cubos de pechuga de pavo marinada a fuego medio.

Fríe de 5 a 8 minutos hasta que estén completamente cocidos. Sirve caliente.

Puré de coliflor con espinacas

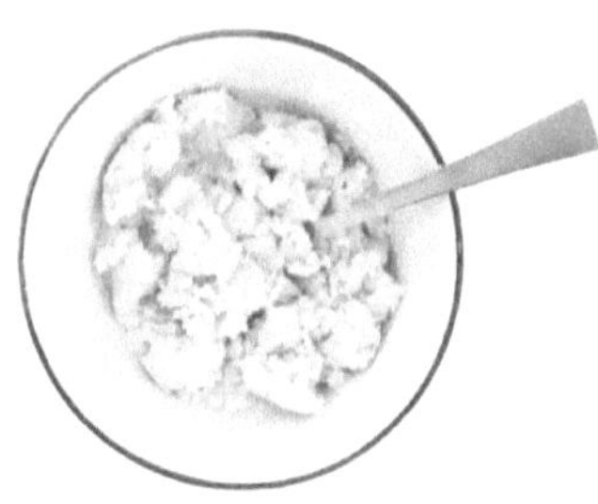

Este plato satisfará tu antojo de puré de patatas sin los carbohidratos, y la culpa. Agregar espinacas al plato lo hace más saludable y sabroso también. Mientras que el puré de coliflor regular funciona como un acompañamiento excelente, esta receta lo mejora añadiendo más color y sabor. Además, puedes disfrutarla sola como una cena abundante.

Tiempo: 30 minutos

Porciones: 8

Ingredientes:

- ¼ cucharadita de hierba de eneldo (seca)
- 1½ cucharadita de cebolla (seca, picada)

- ½ taza de mantequilla
- 1 taza de queso cheddar (rallado)
- 1 taza de crema agria
- 1¼ taza de espinacas (picadas, cocidas, escurridas)
- 1 cabeza de coliflor mediana (picada)
- sal

Elaboración:

8. En una olla, pon a hervir agua. Añade la coliflor, cocina unos 6 minutos y escurre.

9. En un procesador de alimentos, mezcla la coliflor y la mantequilla y luego bate hasta que todo esté bien mezclado.

10. Agrega la hierba de eneldo, la cebolla seca, la crema agria, las espinacas y una pizca de sal y continúa pulsando hasta que estén bien integradas.

11. Pasa la mezcla a una cazuela engrasada y cubre con queso cheddar.

12. Coloca la cazuela en el horno y hornea a 350°F (180°C) durante 20 minutos.

13. Saca la cazuela del horno y deja enfriar antes de servir.

Ensalada de camarones con especias

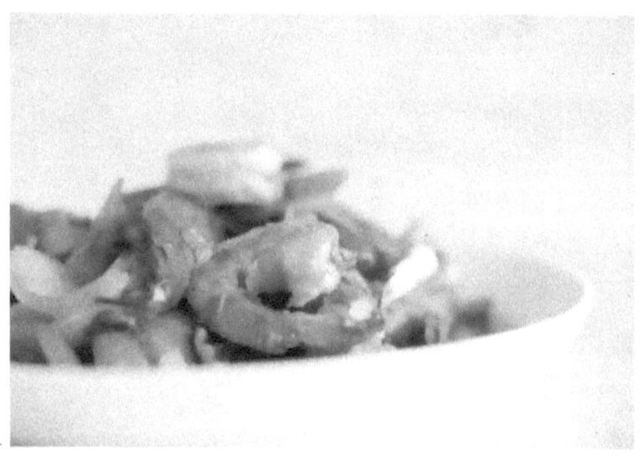

Si te gusta la comida picante, esta es la receta perfecta para ti. Esta ensalada picante despertará tus papilas gustativas junto con el resto de tus sentidos. Tiene aguacate suave, pepino crujiente y camarones calientes combinados con un sabroso aderezo de ajo y jengibre. ¡Perfecta!

Tiempo: 5 minutos

Porciones: 2

Ingredientes para la ensalada:

- 2 cucharaditas de chile en polvo

- 3 cucharadas de aceite de oliva
- ¼ taza de espinaca bebé (lavada, escurrida)
- ⅔ taza de pepino (picado)
- 1¼ taza de camarones (pelados)
- ½ lima (jugo)
- 1 diente de ajo (prensado)
- 2 aguacates medianos
- cilantro (fresco)
- 2 cucharadas de avellanas (opcional, picadas)

Ingredientes para el aderezo:

- ½ cucharada salsa de soja tamari
- 1 cucharada de jengibre (fresco, picado)
- ¼ taza de aceite de aguacate
- ½ diente de ajo (prensado)
- ½ lima (jugo)

- pimienta negra
- sal

Elaboración:

35. Corta los aguacates por la mitad y saca el hueso.
36. Saca los trozos de aguacate con una cuchara y luego córtalos en rodajas.
37. Rocía con jugo de lima y sazona con sal.
38. En un plato, coloca el aguacate, el pepino y las espinacas. Sazona con sal y mezcla ligeramente.
39. En una sartén, pon un poco de aceite junto con el chile en polvo y el ajo, luego fríelos hasta que estén perfumados.
40. Añade los camarones y fríe de 2 a 3 minutos de cada lado. Sazona con sal y pimienta.
41. Coloca los camarones sobre los vegetales y, si lo deseas, espolvorea cilantro y nueces.
42. Con una licuadora de mano, mezcla todos los ingredientes del aderezo.

43. Mezcla hasta que esté suave y rocía sobre la ensalada antes de servir.

Panecillos de pastel de pavo

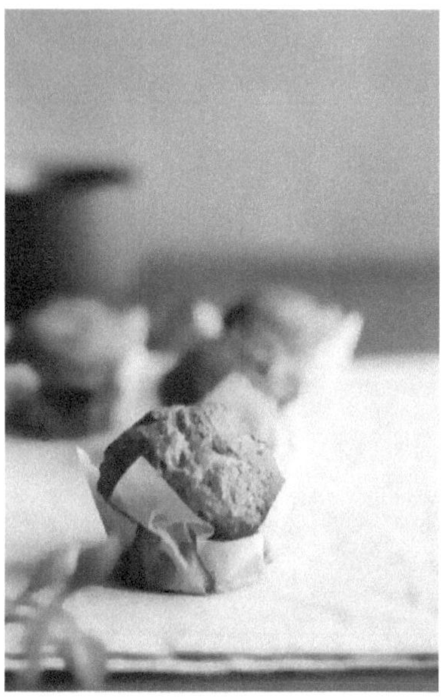

¿Pastel de pavo? ¿Has oído hablar de algo así? Bueno, existe, y es completamente keto-amigable. Estos panecillos de pavo con queso satisfarán tus papilas gustativas cada vez que los comas. Y como vienen en forma de panecillos, no tienes que cortarlos ni pensar en el tamaño de las porciones.

Tiempo: 1 hora

Porciones: 12 panecillos

Ingredientes:

- ½ cucharadita orégano (seco)
- 1 cucharadita de sal
- 1 cucharada de aceite de coco
- 1 cucharada de salsa Worcestershire
- 2 cucharadas de perejil (fresco)
- ½ taza de cebolla (picada)
- ¾ taza de cortezas de cerdo (trituradas)
- 1 taza de queso mozzarella (rallado)
- 900 gr de pavo (molido)
- 2 huevos grandes
- 4 dientes de ajo (finamente picados)
- ketchup (opcional, sin azúcar)

Elaboración:

- Precalienta tu horno a 350°F (180°C) y usa aceite de coco para engrasar una bandeja de panecillos.
- En un recipiente grande, coloca todos los ingredientes y luego mezcla hasta que todo esté bien incorporado.
- Coloca la mezcla de pastel de carne en el molde para magdalenas con una cuchara.
- Coloca la bandeja en el horno y hornea los panecillos 55 minutos.
- Saca la bandeja del horno y deja que enfríen antes de servir. Si lo deseas, sirve con ketchup para remojar.

Poké de atún

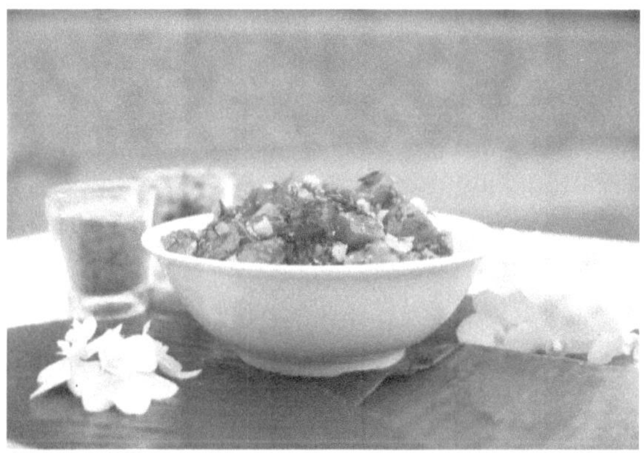

Este es un método clásico hawaiano para preparar atún crudo (u otros tipos de pescado) con especias, aceite de sésamo y salsa de soja. Básicamente, es la versión hawaiana del sushi. Es otra receta fácil que se prepara en sólo 10 minutos. Si estás buscando una opción de cena rápida, esta es la mejor.

Tiempo: 20 minutos

Porciones: 2

Ingredientes:

- 1 cucharada de salsa de chile y ajo
- 1 cucharada de aceite de sésamo

- 2 cucharadas de semillas de sésamo
- 2 cucharadas de salsa de soya (baja en sodio)
- 225 gr atún aleta amarilla (de grado sushi)
- 1 aguacate mediano (en cubos)
- 2 cebollines (picados)

Elaboración:

- Enjuaga el atún y córtalo en trozos pequeños.
- En un tazón, coloca la salsa de chile y ajo, el aceite de sésamo, la salsa de soya, los cebollines y la mitad de las semillas de sésamo y mezcla bien.
- Añade los trozos de atún y continúa mezclando para cubrirlos uniformemente.
- Deja enfriar en el refrigerador unos 10 minutos, permitiendo que los sabores se mezclen y sean absorbidos por el atún (puedes omitir este paso si lo deseas).
- Antes de servir, agrega los cubos de aguacate y mezcla suavemente. Espolvorea con el resto de las semillas de sésamo y sirve.

Plato de vegetales a la parrilla

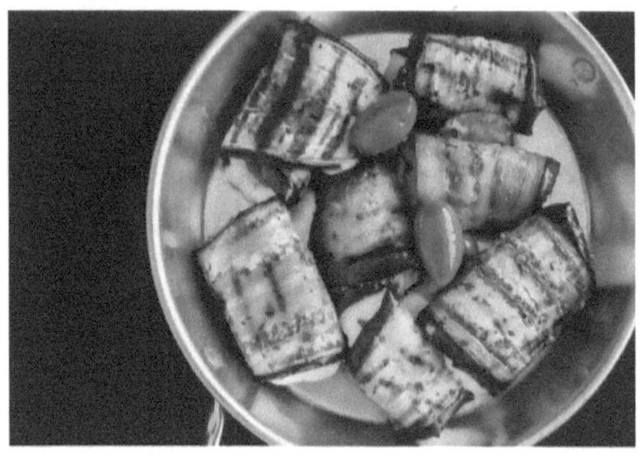

Come una porción grande de vegetales en una sola comida con esta obra maestra de inspiración mediterránea. Este plato es una combinación fresca de vegetales a la parrilla, nueces, queso y aceitunas que hacen una deliciosa cena keto. El toque de limón y aceite de oliva le añade sabor y le da el toque final perfecto.

Tiempo: 20 minutos

Porciones: 2

Ingredientes:

- 2 cucharadas de almendras
- ⅛ taza de hojas verdes

- ¼ taza de aceite de oliva
- ½ taza de crema fresca
- ⅔ taza de queso cheddar (rebanado)
- ⅓ berenjena (cortada a lo largo)
- ½ limón (jugo)
- ½ calabacín (cortado a lo largo)
- 10 aceitunas negras (en rodajas)
- pimienta negra
- sal

Elaboración:

- Sazona los calabacines y las rodajas de berenjena con sal y déjalos a un lado 10 minutos.
- Precalienta el horno y ponlo a asar, luego usa papel de pergamino o papel manteca para forrar una bandeja para hornear.
- Con toallas de papel, seca el calabacín y las rodajas de berenjena.
- Coloca el calabacín y las rodajas de berenjena en la

bandeja para hornear, unta con aceite de oliva y sazona con pimienta.

- Coloca la bandeja en el horno y asa las rodajas de calabacín y berenjena de 15 a 20 minutos.
- Saca la bandeja del horno y coloca las rodajas de calabacines y berenjenas en una bandeja para servir.
- Añade las almendras, las aceitunas, las lonchas de queso y las hojas verdes al plato, junto con la crema fresca a un lado.
- Rocía las rodajas de calabacín y berenjena con jugo de limón y aceite de oliva y sirve.

Ensalada griega

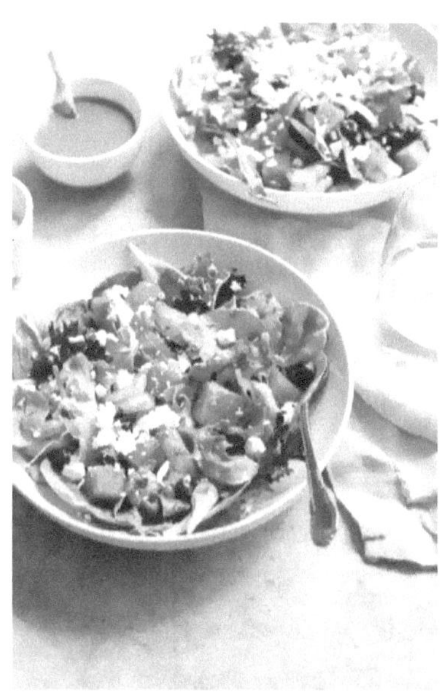

Esta increíble ensalada baja en carbohidratos incluye "zoodles", una forma divertida y saludable de incluir calabacines en tu comida. Es otra receta sencilla para la cena, fácil de preparar en solo 5 minutos. Es fresca, crujiente, deliciosa y es la comida ligera perfecta para terminar el día.

Tiempo: 5 minutos

Porciones: 6

Ingredientes:

- ⅛ cucharadita de pimienta negra
- ¼ cucharadita de sal marina
- ½ cucharadita orégano (seco)
- 3 cucharadas de vinagre de vino tinto
- 6 cucharadas de aceite de oliva
- ½ taza de queso feta (desmenuzado)
- ½ taza de aceitunas Kalamata (sin hueso, en rodajas)
- 1 taza de tomates (en cubos)
- 1 pimiento verde (picado)
- 1 calabacín mediano (en espiral)
- 2 pepinos (pelados, en rodajas)
- 1 peperoncino (opcional, en rodajas)
- 8 lonchas de salami (opcional)

Elaboración:

- En un recipiente, mezcla la pimienta, la sal, el orégano, el vinagre y el aceite de oliva y bate bien.
- En un recipiente aparte, coloca el queso feta, las aceitunas Kalamata, los tomates, el pimiento morrón y los pepinos. Si lo deseas, agrega también el peperoncino y las rebanadas de salami.
- Agrega el aderezo y mezcla ligeramente para cubrir todos los ingredientes uniformemente.
- Coloca los calabacines espirales en un plato para servir, cubre con la ensalada y sirve.

Capítulo 7: Recetas de postres keto para la diabetes tipo 2

¿Quién dice que no puedes comer postres mientras haces la dieta keto, o padeces diabetes tipo 2? Aunque debes tener cuidado con el azúcar cuando tienes esta afección, no significa que no puedas volver a comer postres. Lo bueno de la dieta cetogénica es que se ha vuelto tan moderna y dominante que los fabricantes han empezado a crear sus propias versiones de sustitutos cetogénicos del azúcar , que también resultan adecuados para los diabéticos. Estas son algunas recetas sencillas de postres keto para empezar:

Corteza de pistachos y granada

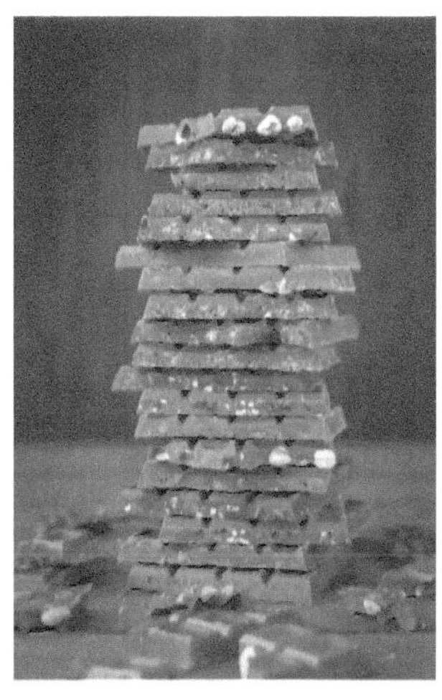

El chocolate es uno de los postres más populares. Este ingrediente versátil puede disfrutarse solo y viene en diferentes variantes. Para esta receta, utilizarás chocolate amargo, que es más saludable y más adecuado para keto. Esta corteza de chocolate se combina con granadas y pistachos y así resulta más saludable y satisfactoria como dulce después de la comida.

Tiempo: 20 minutos (tiempo de enfriamiento no incluido)

Porciones: 1 pila

Ingredientes:

5. ⅛ cucharadita de sal marina

6. ½ taza de pistachos (crudos, sin cáscara, picados)

7. ½ taza de semillas de granada (escurridas)

8. 2⅓ tazas de chocolate amargo (en trozos pequeños)

Elaboración:

9. Usa papel de pergamino o papel manteca para forrar una bandeja para hornear y luego déjala a un lado.

10. En una sartén, pon los pistachos a fuego medio, cocina 3 minutos y deja enfriar.

11. En una cacerola, hierve un poco de agua a fuego medio y luego reduce el fuego a bajo, dejando que el agua hierva a fuego lento.

12. Coloca el chocolate en un recipiente a prueba de calor y luego coloca el recipiente encima de la cacerola.

13. Calienta el chocolate 5 minutos para que se derrita mientras revuelves suavemente.

14. Vierte el chocolate derretido en la bandeja para hornear y usa una espátula para distribuirlo uniformemente hasta los bordes.

15. Espolvorea con semillas de granada y pistachos tostados.

16. Coloca la bandeja para hornear en el refrigerador durante aproximadamente 1 hora para que el chocolate se asiente.

17. Rompe la corteza de chocolate en trozos y guárdala en un recipiente hermético.

Crème Brûlée de pan de jengibre

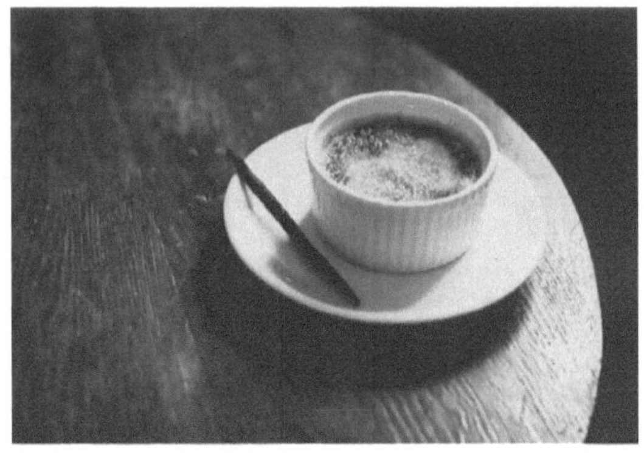

Esta receta combina un pan de jengibre de ensueño con natilla cremosa para un tentempié indulgente y saludable. Es un increíble postre keto que completa las comidas con una delicia perfectamente condimentada. Este plato le da un giro interesante a un postre clásico que todos conocemos y amamos.

Tiempo: 30 minutos

Porciones: 6

Ingredientes:

- ¼ cucharadita extracto de vainilla
- 2 cucharaditas de especias para pastel de calabaza

- 2 cucharadas de eritritol
- 1¾ tazas de crema batida espesa
- 4 huevos (sólo yemas)
- ½ clementina (opcional)

Elaboración:

1. Precalienta el horno a 360°F (182°C) y agrega agua a una bandeja para hornear.
2. En una cacerola, pon la crema junto con el extracto de vainilla, el eritritol y la especia para pastel de calabaza, mezcla bien y lleva a ebullición.
3. En un recipiente, agrega las yemas de huevo y luego vierte la mezcla de crema poco a poco mientras bates continuamente.
4. Vierte la mezcla en los moldes y coloca los moldes en la bandeja para hornear con agua.
5. Coloca la bandeja para hornear en el horno y hornea durante 30 minutos.
6. Saca la bandeja del horno y los moldes de la bandeja para hornear y deja enfriar.

7. Cubre cada porción con clementina antes de servir.

Tarta de queso con jalea de proteína

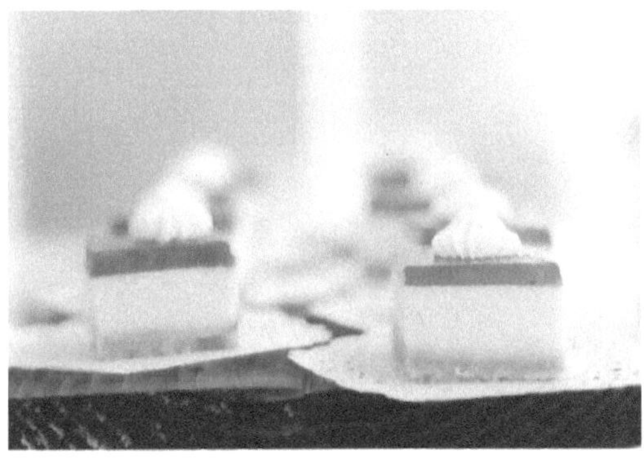

Cuando desees un postre más pesado para completar una comida ligera, no busques más allá de esta deliciosa tarta de queso. Debido a que está hecha casi completamente de proteínas, también es un excelente bocadillo para antes de acostarse: te deja satisfecho y alimenta tus músculos mientras duermes. Este pastel de queso bajo en carbohidratos satisfará tus antojos sin necesidad de usar todas tus necesidades calóricas diarias.

Tiempo: 1 hora

Porciones: 1 tarta de queso

Ingredientes:

- 1 cucharadita de extracto de vainilla
- 1 cucharada de edulcorante keto en polvo
- 1 taza de requesón
- 1 cucharada de polvo de proteína (vainilla)
- 1 paquete de gelatina (sin azúcar, sabor fresa)
- 2 huevos (sólo claras)
- agua

Elaboración:

8. Precalienta el horno a 325°F (162°C) y engrasa una sartén antiadherente.

9. Sigue las instrucciones del paquete de gelatina y luego colócala en el congelador hasta que esté casi lista.

10. En un recipiente, coloca las claras de huevo y el requesón y luego mezcla hasta obtener una consistencia suave.

11. Agrega la proteína en polvo, el extracto de vainilla y el edulcorante y bate hasta que todo esté bien incorporado.

12. Vierte la masa en la sartén antiadherente.

13. Coloca la sartén antiadherente en el horno y hornea aproximadamente 25 minutos.

14. Apaga el horno con el pastel dentro.

15. Cuando la gelatina esté lista, viértela sobre la tarta de queso enfriada.

16. Coloca el pastel de queso en el refrigerador de 10 a 12 horas antes de servirlo.

Mousse de bayas crujientes

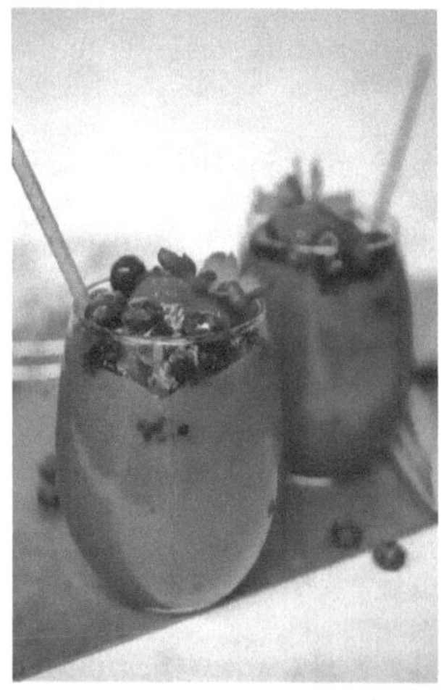

Experimenta el increíble sabor de esta creativa y cremosa receta de mousse. Es simple, saludable y seguramente sorprenderá a tus seres queridos. Tiene bayas frescas para darle sabor, nueces para la textura y cáscara de limón para equilibrar todo. Es una delicia festiva que se puede disfrutar en cualquier momento del día.

Tiempo: 10 minutos (tiempo de enfriamiento no incluido)

Porciones: 8

Ingredientes:

- ¼ cucharadita extracto de vainilla
- ¼ taza de nueces (picadas)
- ½ taza de frambuesas (frescas, también puedes usar arándanos o fresas)
- 2 tazas de crema batida espesa
- ½ limón (sólo ralladura)

Elaboración:

- En un recipiente, pon la crema espesa y usa una batidora de mano para batir hasta que se formen picos suaves. Añade el extracto de vainilla y la ralladura de limón hacia el final.
- Agrega las nueces y las bayas y revuelve bien para incorporar.
- Cubre el tazón con un envoltorio de plástico para alimentos y colócalo en el refrigerador un mínimo de 3 horas antes de servirlo.

Barras de mantequilla de maní

heladas

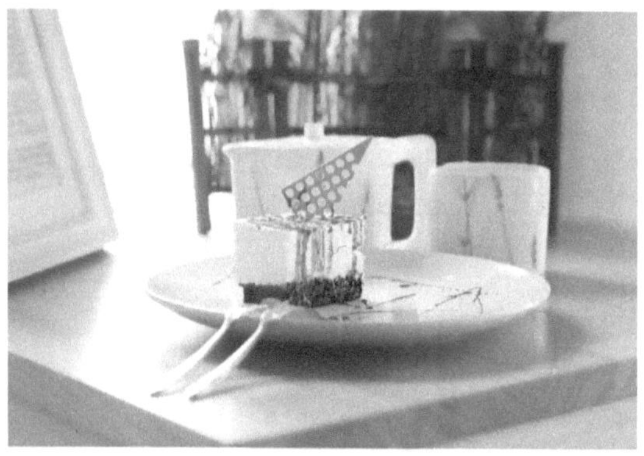

¡Estas barras de mantequilla de maní son tan sabrosas y adictivas que es posible que tengas que contenerte para no comer todo el lote cuando esté listo! Estas barras son la combinación perfecta de sabores de los ingredientes saludables que usas para prepararlas. Otro postre fácil que puedes preparar en un santiamén.

Tiempo: 30 minutos (tiempo de congelación no incluido)

Porciones: 12 barras

Ingredientes:

- ½ cucharadita extracto de vainilla
- 2 cucharadas de mantequilla (sin sal)
- ¼ taza de chocolate amargo
- ½ taza de mantequilla de maní (natural, cremosa)
- 1 taza de yogur griego (vainilla)
- 3 plátanos (maduros)
- 8 galletas graham

Elaboración:

5. Precalienta el horno a 350°F (180°C) y engrasa una bandeja para hornear.
6. En una bolsa Ziploc, pon todas las galletas graham y séllala.
7. Usa tus manos, un rodillo o cualquier otro objeto duro para aplastar las galletas hasta triturarlas.
8. En un recipiente para microondas, coloca la mantequilla y derrite. Deja enfriar aproximadamente 1 minuto.
9. Agrega las galletas graham trituradas y revuelve

hasta que estén bien mezcladas.

10. Pasa la mezcla a la bandeja para hornear y extiéndela hasta los bordes uniformemente con una espátula.

11. Coloca la fuente en el horno y hornea la corteza 10 minutos.

12. Saca la bandeja para hornear del horno y déjela a un lado para que enfríe.

13. En un recipiente, coloca los plátanos y aplástalos.

14. En un recipiente aparte, mezcla el extracto de vainilla, el yogur griego y la mantequilla de maní, luego revuelve bien para integrar.

15. Incorpora los plátanos de a pocoe hasta que queden bien incorporados.

16. Vierte la mezcla de plátanos sobre la corteza.

17. Coloca la bandeja para hornear en el congelador un mínimo de 3 horas.

18. En un recipiente para microondas, coloca el chocolate y derrite en el microondas durante

aproximadamente 1 minuto, revolviendo a los 30 segundos.

19. Saca el molde del congelador y rocía el chocolate derretido por encima, antes de cortarlo en barras.

Bombas de grasa de coco y fresa

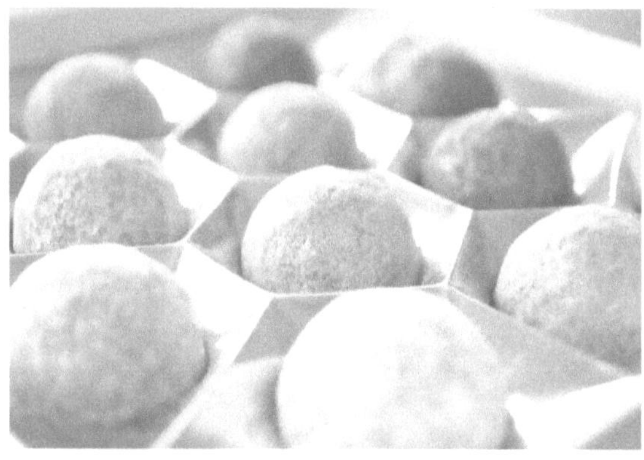

Estas sabrosas bombas de grasa son muy simples y fáciles de hacer. Requieren ingredientes sencillos y son un postre sabroso que también puedes servir como bocadillo. Son fuentes energéticas llenas de grasas saludables que te dan energía y te mantienen satisfecho hasta tu próxima comida. El aceite de coco cremoso y la crema de coco son la base perfecta para imitar la riqueza y cremosidad de la tarta de queso de fresa.

Tiempo: 10 minutos (tiempo de congelamiento no incluido)

Porciones: 20 bombas de grasa

Ingredientes para la base:

- 1 cucharada de jugo de lima

- ½ cucharadita edulcorante (líquido) apto para keto
- ½ taza de aceite de coco (derretido)
- 1½ taza de crema de coco

Ingredientes para la cobertura:

- ¼ taza de fresas (frescas, picadas)
- ½ taza de aceite de coco (derretido)
- 5 - 8 gotas de edulcorante (líquido) apto para keto

Elaboración:

1. En una licuadora, coloca todos los ingredientes para la base y mezcla hasta obtener una textura suave.
2. Vierte la mezcla en un molde para magdalenas hasta cubrir más de la mitad.
3. Coloca el molde para magdalenas en el congelador 20 minutos.
4. En una licuadora, coloca todos los ingredientes de la cobertura y mezcla hasta obtener una textura suave.
5. Saca la bandeja del congelador y agrega con una

cuchara una capa de la cobertura sobre la base.

6. Coloca la bandeja para magdalenas en el refrigerador y refrigera de la noche a la mañana antes de servir.

Granizado de fresa

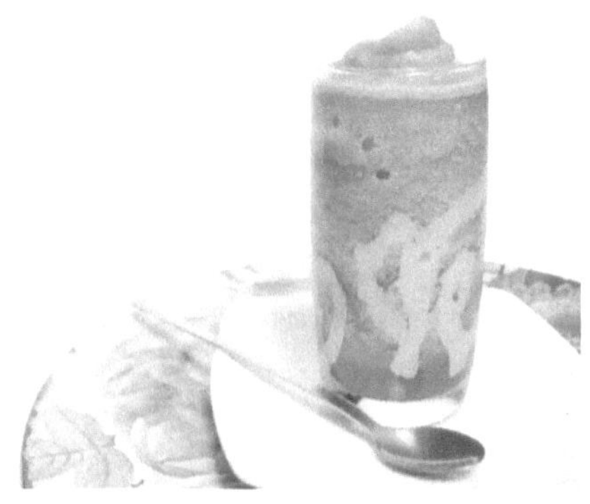

Este postre semicongelado es saludable, refrescante y muy simple. Requiere muy pocos ingredientes e incluso se puede cambiar de sabor cambiando el ingrediente principal. Este postre es perfecto para los días calurosos de verano después de haber disfrutado de una comida de keto pesada y rica en grasa. También puedes disfrutarlo como un tentempié para cuando los días se ponen muy calurosos.

Tiempo: 40 minutos (tiempo de congelamiento no incluido)

Porciones: 6

Ingredientes:

- 1 cucharada de jugo de limón

- ¾ taza edulcorante compatible con keto
- 1 taza de agua
- 2 tazas de fresas

Elaboración:

5. En un procesador de alimentos, coloca las fresas y el puré.
6. Agrega el jugo de limón, el edulcorante y el agua y luego pulsa hasta que estén bien mezclados.
7. Vierte la mezcla en una bandeja para hornear y colócala en el congelador durante 30 minutos.
8. Saca la bandeja, usa un tenedor para remover la mezcla y luego regresa al congelador 2 horas más. Retira cada 30 minutos para remover y romper en trozos grandes.
9. Al servir, decora con una ramita de menta si lo deseas.

Panna Cotta de azafrán

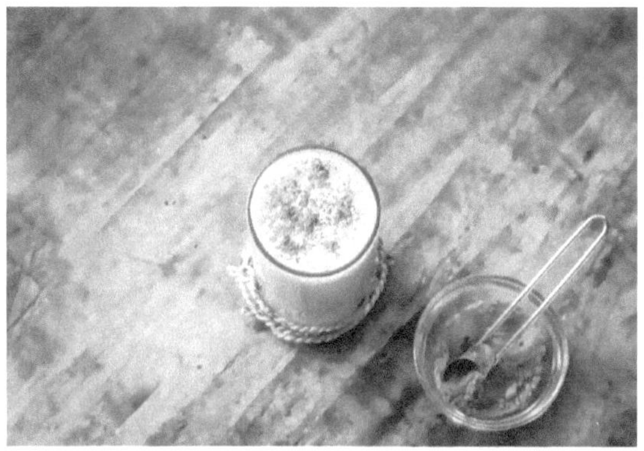

Este magnífico postre es simple, cremoso y elegante. Tiene un color brillante que lo hace lucir increíble, y un sabor que te hará darte cuenta de que sabe tan asombroso como se ve. Es un postre de ensueño para los que siguen la dieta keto, por lo que aprender a prepararlo elevará tus habilidades para hacer postres.

Tiempo: 10 minutos (tiempo de enfriamiento no incluido)

Porciones: 6

Ingredientes:

- ¼ cucharadita extracto de vainilla
- ½ cucharada gelatina (en polvo, sin sabor)

- 2 tazas de crema batida espesa
- azafrán
- agua
- 1 cucharada de almendras (opcional, picadas)
- 1 cucharada de miel (opcional)
- 12 frambuesas (opcional, frescas)

Elaboración:

- En un bol, mezcla el polvo de gelatina con un poco de agua y deja a un lado.
- En una cacerola, mezcla la crema espesa, el extracto de vainilla y una pizca de miel a fuego medio y pon a hervir. Si lo deseas, puedes añadir miel.
- Cuando rompa el hervor, baja el fuego y deja hervir a fuego lento un par de minutos.
- Retira la cacerola del fuego, agrega la mezcla de gelatina y revuelve bien hasta que se disuelva.
- Vierte la mezcla en moldes, cúbrelos con un envoltorio

de plástico y colócalos en el refrigerador para que enfríen un mínimo de 2 horas.

- Si lo deseas, coloca las almendras en una sartén y cocina un par de minutos hasta que estén tostadas.

- Sirve la panna cotta tal cual o con almendras tostadas y frambuesas frescas.

Capítulo 8: Recetas de bocadillos keto para la diabetes tipo 2

Finalmente, tenemos algunas recetas de bocadillos saludables. Cuando padeces diabetes tipo 2, debes asegurarte de que tus niveles de azúcar en sangre no bajen demasiado, y aquí es donde entran los bocadillos. Disfrutar de bocadillos saludables, y compatibles con la diabetes y la dieta keto, ayuda a estabilizar tus niveles de azúcar en sangre e insulina sin comprometer tu salud. Lo bueno de algunas de estas recetas, especialmente las dulces, es que también puedes comerlas como postre. Mezcla y combina todas las recetas que has aprendido en este libro para elaborar un plan de comidas saludables que te permita consumir todas las calorías y macros que necesitas para lograr y mantener la cetosis.

Bombas de grasa de chocolate

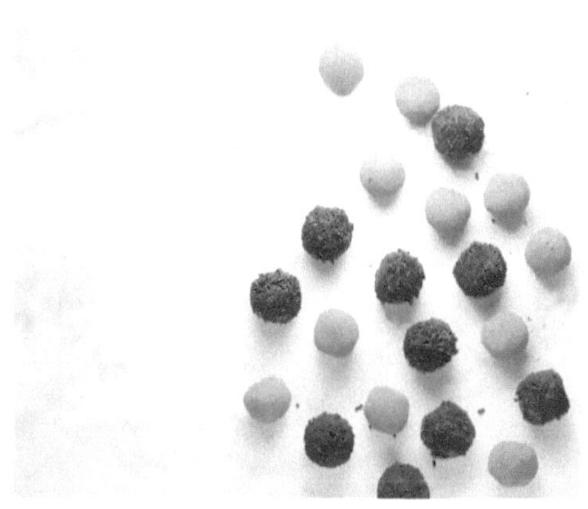

Si te gusta el chocolate, te encantará saber que es posible comerlo mientras estás en keto, siempre y cuando elijas bien. Las bombas de grasa son muy populares en la dieta keto porque contienen una gran cantidad de grasas saludables que te ayudan a alcanzar tus objetivos dietarios. Cuando pruebes las bombas de grasa, esta receta puede convertirse en una de tus favoritas.

Tiempo: 25 minutos

Porciones: 12 bombas de grasa

Ingredientes:

- 1 cucharadita de extracto de vainilla
- 2 cucharadas de edulcorante compatible con keto
- 2 cucharadas de crema espesa
- 5 cucharadas de mantequilla de maní (natural, con trozos)
- 6 cucharadas de semillas de cáñamo (sin cáscara)
- ¼ taza de cacao en polvo (sin azúcar)
- ½ taza de aceite de coco (sin refinar)
- coco (opcional, rallado)

Elaboración:

9. En un recipiente, coloca las semillas de cáñamo, el cacao en polvo y la mantequilla de maní y luego mezcla bien.

10. Agrega el aceite de coco y continúa mezclando hasta obtener una consistencia pastosa.

11. Añade el extracto de vainilla, el edulcorante y la crema

espesa y continúa mezclando hasta que todo esté bien incorporado.

12. Usa tus manos para recoger la mezcla y hacer bolitas.

13. Cubre las bolas en coco rallado si lo deseas.

14. Forra una bandeja de horno con papel de pergamino o papel manteca y coloca las bombas de grasa.

15. Coloca la bandeja en el refrigerador al menos 30 minutos antes de servir.

Brie al horno

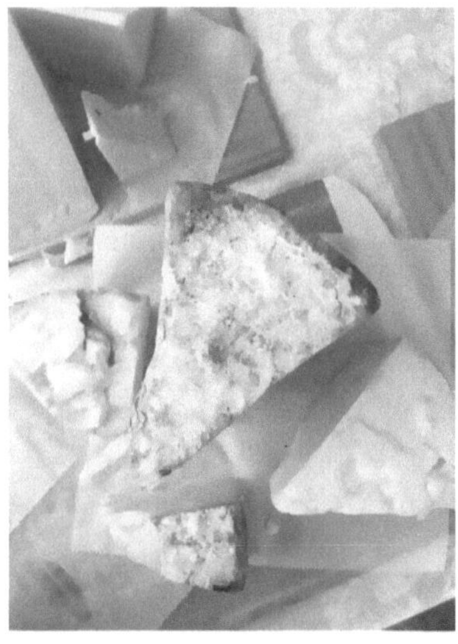

Este plato es cremoso, reconfortante, elegante, y es un tentempié de dieta keto que satisface. Disfruta del delicioso sabor del Brie caliente acompañado con nueces tostadas y hierbas frescas. ¡Disfrutarás tanto este bocadillo que tal vez quieras servirlo en tu próxima fiesta! También va bien como postre gratificante.

Tiempo: 10 minutos

Porciones: 4

Ingredientes:

- 1 cucharada de aceite de oliva
- 1 cucharada de romero (fresco, picado grueso)
- ¼ taza de nueces (picadas en trozos grandes)
- 1¼ taza de queso Brie
- 1 diente de ajo (picado)
- pimienta negra
- sal

Elaboración:

6. Precalienta el horno a 400°F (200°C) y forra una bandeja para hornear con papel de pergamino o papel manteca.
7. Coloca el Brie en la bandeja para hornear.
8. En un recipiente, coloca las hierbas, las nueces, el ajo y el aceite de oliva. Sazona con sal y pimienta y mezcla bien.
9. Vierte la mezcla sobre el queso.

10. Coloca la bandeja en el horno y hornea durante 10 minutos.

11. Saca la bandeja del horno y sirve caliente.

Mousse de plátano y frambuesa

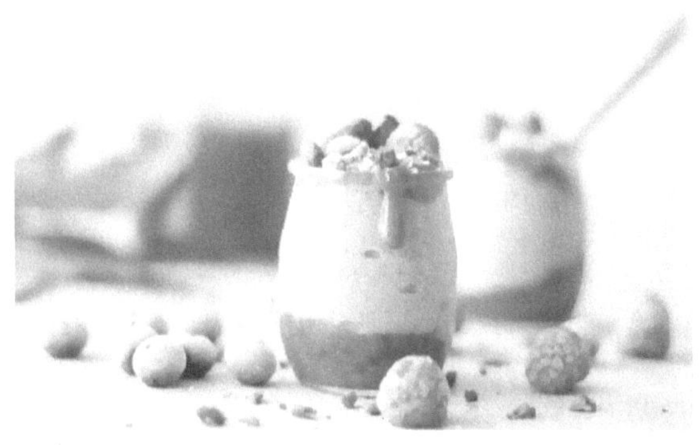

Esta mousse con alto contenido de proteínas es un bocadillo excelente cuando necesitas un incentivo de proteínas para completar tu recuento de macros. Tiene una consistencia sedosa y espesa sin los ingredientes poco saludables que normalmente se encuentran en un plato tan indulgente como este. Esta mousse también es versátil porque se pueden utilizar otras bayas como sustituto de las frambuesas.

Tiempo: 5 minutos

Porciones: 1

Ingredientes:

- 1 cucharada de edulcorante compatible con keto
- ⅕ taza de frambuesas (congeladas)
- ¼ taza de plátano (congelado)
- 2 huevos medianos (sólo claras)
- Frambuesas (opcional, frescas)

Elaboración:

6. En un tazón, mezcla el edulcorante y las claras de huevo, luego usa una batidora de mano para batir durante aproximadamente 2 minutos hasta que estén firmes.
7. Agrega las frambuesas y los plátanos y continúa mezclando hasta obtener una consistencia suave y de color rosado.
8. Coloca la mousse en los tazones y, si lo deseas, cubre con bayas frescas antes de servir.

Pudín de choco-aguacate

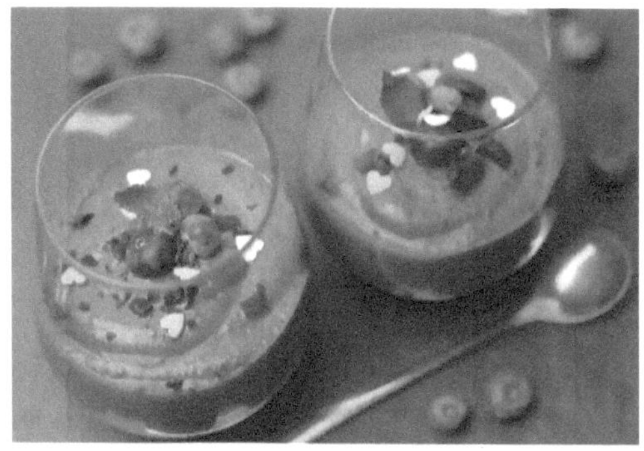

El chocolate y el aguacate son una combinación hecha en el cielo. Esta mousse de chocolate es una comida cremosa y saludable que puedes disfrutar cuando tienes antojo de un bocadillo dulce. Los aguacates aparecen con frecuencia en las recetas keto porque agregan muchos nutrientes beneficiosos a los platos, tanto dulces como salados.

Tiempo: 10 minutos (tiempo de enfriamiento no incluido)

Porciones: 6

Ingredientes:

- 1 cucharadita de extracto de vainilla

- ¼ taza de leche de almendras (no endulzada, dividida)
- ¼ taza de chispas de chocolate (semiamargas)
- ¼ taza de cacao en polvo
- 1 aguacate mediano (maduro)
- almendras o fresas (opcional, para cubrir)

Elaboración:

- Corta el aguacate por la mitad, saca la carne y colócala en una licuadora.
- En un recipiente para microondas, derrite las chispas de chocolate.
- Agrega el chocolate derretido a la licuadora junto con el cacao en polvo, el extracto de vainilla y la mitad de la leche de almendras.
- Mezcla todos los ingredientes hasta obtener una consistencia suave.
- Vierte la mezcla en un recipiente y colócala en el refrigerador durante 30 minutos para que enfríe.

- Antes de servir, cubre con almendras o fresas si lo deseas.

Crema de limón y tofu

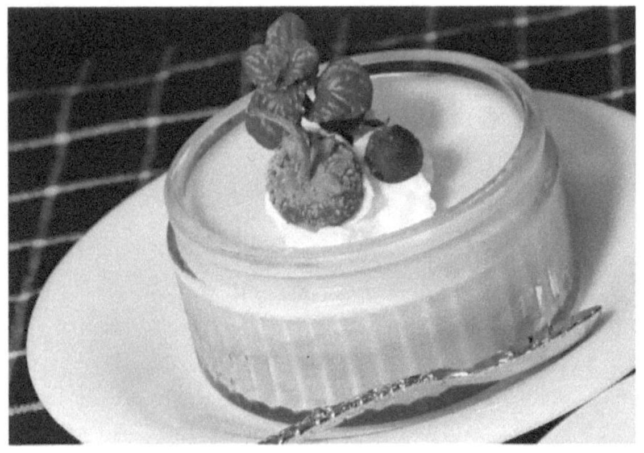

Este tentempié sin azúcar, sin gluten y apto para keto también es adecuado para los veganos. Puedes disfrutarlo solo o usarlo como aderezo para postres y otros platos dulces. Puedes utilizar tofu extra firme o firme para esta receta, dependiendo de tus preferencias. Sin embargo, la mejor manera de disfrutar este bocadillo, y hacerlomás abundante, es acompañándolo con frutas frescas y nueces picadas.

Tiempo: 6 minutos

Porciones: 4

Ingredientes:

- 1 cucharadita de edulcorante compatible con keto
- 1 cucharadita de cáscara de limón
- ¼ taza de jugo de limón (fresco)
- 1 taza de tofu (firme o extra firme, escurrido)
- 1 limón grande (cáscara y jugo)
- nueces picadas (opcional)
- frutas frescas (opcional)

Elaboración:

8. Usa papel absorbente para secar el tofu todo lo posible.
9. En un procesador de alimentos, coloca todos los ingredientes y mezcla hasta obtener una mezcla suave.
10. Pasa la mezcla a un recipiente y refrigera.
11. Antes de servir, si lo deseas, cubre con nueces picadas y frutas frescas.

Galletas de mantequilla de maní

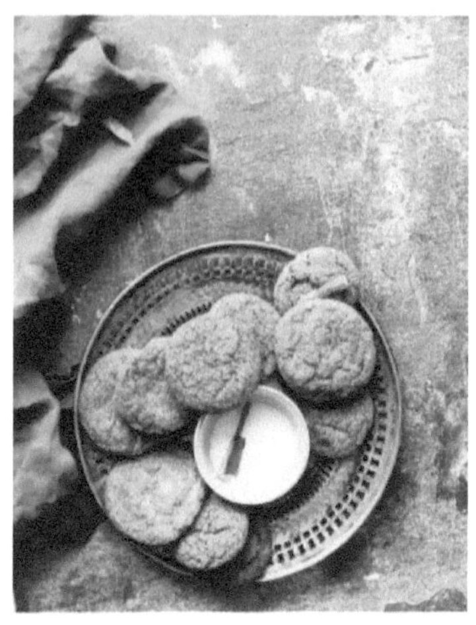

Estas galletas bajas en carbohidratos y sin azúcar se pueden disfrutar en cualquier momento del día. Sea que tengas antojo de un bocadillo por la mañana o por la tarde, puedes comer estas galletas de mantequilla de maní deliciosas y sencillas. ¡Son bien simples porque sólo se necesitan cinco ingredientes para hacerlas! Comer una o dos de estas galletas en la merienda tampoco arruinará tu dieta.

Tiempo: 20 minutos

Porciones: 12 galletas

Ingredientes:

- ½ cucharadita bicarbonato de sodio
- ½ cucharadita extracto de vainilla

- ⅔ taza de eritritol (en polvo)
- 1 taza de mantequilla de maní (sin azúcar, suave)
- 1 huevo grande

Elaboración:

- Precalienta tu horno a 350°F (180°C) y cubre una bandeja para hornear galletas con papel de pergamino o papel manteca.
- En un recipiente, coloca todos los ingredientes y mezcla bien hasta formar una masa.
- Coge 2 cucharadas de la masa y dale forma de bola con las manos.
- Coloca las bolitas de masa en la bandeja para hornear y presiona con un tenedor en el centro de cada galleta para que queden planas.
- Coloca la bandeja en el horno y hornea las galletas de 12 a 15 minutos.
- Saca la bandeja del horno y deja que las galletas enfríen durante 25 minutos.

- Pasa las galletas a una rejilla de enfriamiento y deja que enfríen 15 minutos más antes de servirlas.

Pudín de coco

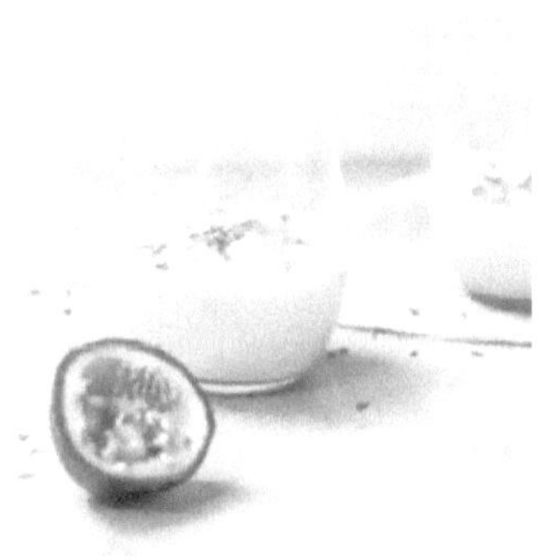

¿Buscas una receta de pudín tradicional bajo en carbohidratos? Entonces esta es la receta para ti. Se trata de un pudín cremoso con un delicioso sabor a coco que proviene de la combinación perfecta de queso crema y leche de coco. La preparación lleva sólo 15 minutos, pero su sabor te acompañará un tiempo más.

Tiempo: 15 minutos

Porciones: 4

Ingredientes:

5. ½ cucharadita extracto de vainilla
6. 1 cucharadita de extracto de coco
7. ¼ taza de edulcorante compatible con keto (granulado)
8. ½ taza de coco (sin azúcar, rallado)
9. ½ taza de crema de coco
10. ½ taza de leche de coco
11. ½ taza de queso crema (en trozos pequeños)
12. 1 huevo (batido)

Elaboración:

1. En un recipiente para microondas, mezcla la mitad de la crema de coco con el edulcorante, el extracto de vainilla, el extracto de coco y el coco rallado.
2. Coloca el recipiente en el microondas, calienta a temperatura alta durante 1 minuto y reserva.
3. En un recipiente aparte, mezcla el resto de la crema con el huevo, bate hasta que esté bien integrado y reserva.
4. En una cacerola, mezcla el queso crema y la leche de

coco y cocina a fuego medio hasta que todos los trozos de queso crema se hayan derretido.

5. Añade la mezcla que calentaste en el microondas y continúa cocinando 2 minutos más.

6. Añade la mezcla de huevo y continúa la cocción sin dejar de revolver hasta que espese.

7. Vierte la mezcla en pequeños recipientes para hornear y deja enfriar a temperatura ambiente.

8. Refrigera aproximadamente 30 minutos antes de servir.

Manzanas con canela y salsa de vainilla

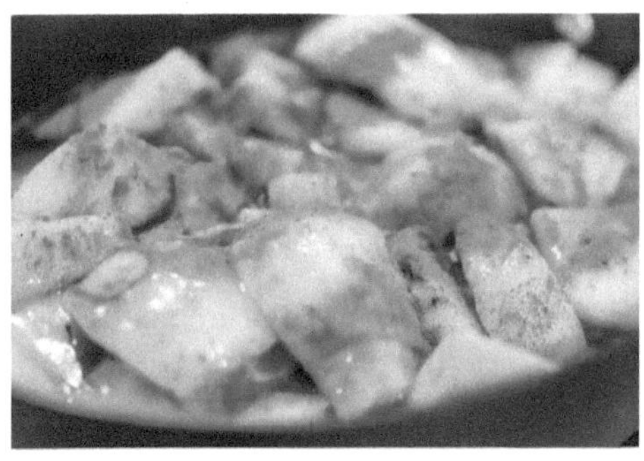

Una vez que pruebes este bocadillo, querrás comerlo una y otra vez. Lleva una salsa cremosa con especias que elevará tu temperatura. Si bien la salsa combina perfectamente con las manzanas en canela, también sirve para acompañar otros bocadillos y postres dado que es muy versátil.

Tiempo: 20 minutos

Porciones: 6

Ingredientes para la salsa:

- ½ cucharadita extracto de vainilla

- 2 cucharadas de mantequilla
- 2½ tazas de crema batida espesa
- 1 huevo mediano (sólo yema)
- 1 flor de anís estrellado (opcional)

Ingredientes para las manzanas:

- 1 cucharadita de canela (molida)
- 3 cucharadas de mantequilla
- 3 manzanas Granny Smith (u otro tipo de manzana ácida y firme)

Elaboración:

1. En una cacerola, cocina el extracto de vainilla, la mantequilla, alrededor de ¼ de la crema batida pesada y, si lo deseas, el anís estrellado a fuego medio.
2. Deja que la mezcla hierva y baja el fuego a lento.
3. Deja hervir a fuego lento unos 5 minutos mientras revuelves constantemente hasta que quede cremoso.
4. Retira la cacerola del fuego, saca el anís estrellado y

pasa la mezcla a un recipiente.

5. Agrega la yema de huevo a la mezcla caliente mientras bates vigorosamente.

6. Coloca el recipiente en el refrigerador para que enfríe completamente.

7. En un recipiente aparte, coloca el resto de la crema batida y bate hasta formar picos suaves.

8. Incorpora la salsa fría.

9. Vuelve a colocar la mezcla en el refrigerador al menos 30 minutos.

10. Lava las manzanas, extrae el carozo y córtalas en rodajas finas.

11. En una sartén, derrite la mantequilla a fuego medio y añade las rodajas de manzana.

12. Cocina las rodajas de manzana hasta que estén doradas. Al finalizar el proceso de cocción, añade la canela y mezcla ligeramente para cubrir todas las rodajas de manzana.

13. Sirve caliente y cubre con la salsa de vainilla fría.

Conclusión: Llevar un estilo de vida keto con diabetes tipo 2

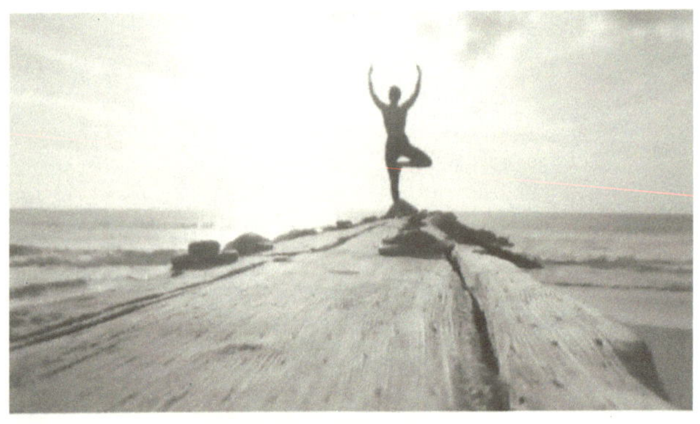

Vivir con diabetes tipo 2 no es fácil. Si eres diagnosticado con esta afección, es posible que tengas que buscar maneras de hacer tu vida más fácil. Para esta condición, una de las cosas más difíciles de tratar es la dieta. Pero si quieres que esta condición sea más fácil de manejar, necesitas hacer algunos cambios en tu estilo de vida y en tu dieta. Si tan sólo hubiera reglas estándar para seguir...

Si eliges comenzar la dieta cetogénica, descubrirás que cambiar tu dieta en beneficio de tu condición no es tan difícil; después de todo, la dieta cetogénica viene con su propio conjunto de reglas. Esta dieta alta en grasas, baja en carbohidratos y moderada en proteínas es ideal para cualquier persona que padezca diabetes tipo 2, a menos que esté recibiendo terapia de insulina.

Dado que padeces una afección médica, es mejor que consultes con tu médico antes de empezar la dieta keto. Afortunadamente, con este libro has aprendido toda la información fundamental sobre esta dieta. Con toda esta información y conocimiento, puedes tener una conversación más enriquecedora con tu médico sobre seguir la dieta para controlar tu condición de manera más efectiva.

En el inicio de este libro, aprendiste todo sobre la diabetes tipo 2. Aprender más acerca de tu condición te ayudará a entenderla mejor, y también te ayudará a entender por qué la dieta keto es beneficiosa para la diabetes tipo 2. Luego pasamos a la dieta cetogénica y cómo seguirla, desde qué alimentos comer hasta qué alimentos evitar, y algunos consejos fáciles y prácticos para seguir la dieta keto cuando padeces diabetes tipo 2.

Luego vino el capítulo sobre cómo cocinar keto. Allí aprendiste la importancia de cocinar tus propias comidas, dado que eso te ayuda a seguir con la dieta a largo plazo. Este capítulo también incluye consejos sobre los ingredientes básicos de keto y algunos consejos útiles para la planificación de las comidas.

La siguiente parte del libro se centró en recetas fáciles, saludables, sabrosas y sencillas que puedes empezar a hacer en tu cocina ahora mismo. Comenzamos con recetas para el desayuno y luego pasamos a recetas para el almuerzo, la cena, el postre y los bocadillos, todas compatibles con keto y adecuadas para tu condición. De principio a fin, este libro te proporciona todo lo que necesitas para comenzar tu viaje keto. Si hay algo que deberías haber tomado de este libro, es saber que seguir la dieta keto no tiene por qué ser un reto y que deberías empezarla ahora para experimentar todos los beneficios que tiene para ofrecer.

Entonces, ¿qué esperas?

www.ingramcontent.com/pod-product-compliance
Lightning Source LLC
LaVergne TN
LVHW101915220826
846093LV00009B/261

* 9 7 8 9 6 5 7 7 7 5 7 6 9 *